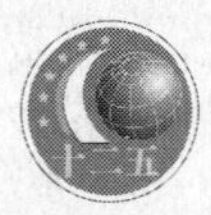

国家卫生和计划生育委员会“十二五”规划教材
全国高等医药教材建设研究会“十二五”规划教材
全国高职高专院校教材

供临床医学专业用

全科医学导论
实训及学习指导

主　编　赵拥军　梁龙彦

副主编　闫瑞霞　李春龙　唐国宝　王建国

编　者（以姓氏笔画为序）

王建国　漯河医学高等专科学校
丛建妮　滨州医学院
刘　彦　重庆医药高等专科学校
刘福青　滨州职业学院
闫瑞霞　沧州医学高等专科学校
李卫勇　盐城卫生职业技术学院
李春龙　哈尔滨医科大学附属第五医院
肖文冲　铜仁职业技术学院
周卫凤　安徽医学高等专科学校
赵拥军　滨州医学院
唐国宝　厦门大学附属第一医院
梁龙彦　大庆医学高等专科学校
薛志林　山西大同大学医学院

人民卫生出版社

图书在版编目(CIP)数据

全科医学导论实训及学习指导/赵拥军,梁龙彦主编. —北京:人民卫生出版社,2014

ISBN 978-7-117-18862-3

Ⅰ. ①全… Ⅱ. ①赵…②梁… Ⅲ. ①家庭医学-高等职业教育-教学参考资料 Ⅳ. ①R4

中国版本图书馆CIP数据核字(2014)第112042号

全科医学导论实训及学习指导

主　　编:赵拥军　梁龙彦
出版发行:人民卫生出版社(中继线 010-59780011)
地　　址:北京市朝阳区潘家园南里19号
邮　　编:100021
E - mail:pmph @ pmph.com
购书热线:010-59787592　010-59787584　010-65264830
印　　刷:北京中新伟业印刷有限公司
经　　销:新华书店
开　　本:787×1092　1/16　　印张:4
字　　数:100千字
版　　次:2014年7月第1版　2014年7月第1次印刷
标准书号:ISBN 978-7-117-18862-3/R·18863
定　　价:10.00元
打击盗版举报电话:010-59787491　E-mail:WQ @ pmph.com
(凡属印装质量问题请与本社市场营销中心联系退换)

前　言

《全科医学导论实训及学习指导》是国家卫生和计划生育委员会“十二五”规划教材、全国高等医药教材建设研究会规划教材、全国高职高专院校教材《全科医学导论》(第2版)的配套教材。本教材遵循全国高职高专临床医学专业教材建设的指导思想，贯彻“三基”(基本知识、基本理论、基本技能)原则，体现“五性”(思想性、科学性、先进性、启发性、适用性)以及突出重点、详略得当的特点，编写了学生实习实训所用的实训指导内容，并将规划教材中的学习目标、小结、重点、难点等内容进行提炼与归纳，以便于学生对主教材融会贯通，更好地理解和掌握主教材的主要知识点。

本辅助教材以《全科医学导论》(第2版)主教材的内容为蓝本。全书共分为八章，每章由“学习要点”、“实训指导”及“习题集”等三部分内容组成。“学习要点”紧扣国家执业助理医师考试大纲、全科医师考试大纲的要求，高度概括了各章的主要知识点，并将各章内容细分为掌握、熟悉、了解三级学习目标;“实习指导”依据上述相关考试大纲、社区卫生服务工作的基本要求，紧密联系我国全科医疗及社区卫生服务实际，以提高学生综合应用知识的能力为目标来选取和编写实训内容;“习题集”包括选择题、思考题、简答题、案例分析等不同形式和内容，在习题的选择上，根据“国家医学考试中心”的出题规范，兼顾各章节难易程度，重点选择了一些有代表性的知识点进行拟题，以启发学生理解和分析知识内在联系的意识与积极性，并培养学生综合应用知识的能力。每章的选择题均附有参考答案。

本书适用于三年制(或四年制)高职高专临床医学、口腔医学、护理、检验等专业的辅助教学和实习实训教学使用，也可作为《全科医学导论》课程、国家执业助理医师以及全科医师等不同考试的复习和备考参考用书。

本书由国内多所医学院校的专家教授参与编写。在编写过程中，得到滨州医学院各级领导的指导与关怀，各位编者所在学校的领导和同仁给予了大力支持与帮助，在此表示衷心的感谢！另外，其他单位的一些领导和同仁也给予了本书编写以极大的支持和帮助，在此一并致以由衷的感谢！

由于时间和水平所限，教材中难免有错误和疏漏之处，诚恳地希望使用本书的师生与读者提出宝贵的意见。

赵拥军　梁龙彦

2014年2月

目 录

第一章

绪论

一、学习要点

全科医学(general practice)又称家庭医学(family medicine),是一个面向个人、家庭与社区,整合临床医学、预防医学、康复医学以及人文社会学科相关内容于一体的综合性临床二级专业学科,其范围涵盖了各种年龄、性别、各个器官系统以及各类健康问题与疾病。其主旨是强调以人为中心、以家庭为单位、以整体健康的维护与促进为方向的长期负责式照顾,并将个体与群体健康照顾融为一体。该学科起源于18世纪欧洲和美洲的通科医生与通科医疗,而在20世纪60年代(1969年)正式建立于美国。我国于20世纪80年代后期将全科医学引入中国内地,1993年中华医学会全科医学分会的成立标志着全科医学正式在我国建立。2011年7月1日,国务院颁发了《关于建立全科医生制度的指导意见》(国发〔2011〕23号),提出了在我国要逐步建立统一规范的全科医生制度。不论是西方发达国家还是中国,促使全科医学产生的背景离不开以下几个方面:各国面临的人口老龄化、疾病谱和死因谱的改变、患者健康观的变化、医疗模式的转变及医疗费用增长的巨大压力等。

全科医生是一种为居民提供全科医疗的专科医生,与内、外、妇、儿等其他专科医生有很大的区别。全科医生是经过全科医学规范化(全科医学住院医师)培训合格,通过国家全科医学专业委员会认定的考试,在基层医疗中为社区居民提供连续性、可及性和综合性照顾的临床医生。在全科医疗服务中,全科医生扮演着首诊医生/守门人、健康维护者、卫生服务协调者、健康教育与咨询者和管理者的角色。全科医生必须具备四个基本的素质,即强烈的人文情感,扎实的业务技能,出色的管理能力,执著的科学精神和个人长远发展的潜能。全科医生因为训练的内容、服务的对象和场所的特殊性,从而与其他专科医生存在着许多不同之处。目前我国主要是通过全科医学规范化培训和岗位培训来培养我国的全科医生,但前者是各国培养全科医生的主要途径。

全科医学是当代医学的一个重要组成部分。全科医学的基本原则除该学科属于基层医疗保健,具有连续性、综合性、整体性、协调性、个体化、个体-群体一体化、团队合作等特点之外,还包括以生物-心理-社会医学模式为指导、以人为中心、以家庭为单位、以社区为范围、以预防为先导等内容。

二、实训指导

实训一 全科医学的研究对象与研究内容(案例讨论)

案例1

某社区卫生服务中心自2000年成立以来，主要负责辖区居民常见病和多发病的诊断与治疗。然而该辖区附近有一所三级甲等医院(以下简称X医院)，因此该辖区大部分居民生病时首选的就诊场所为X医院，从而导致该社区卫生服务中心自成立以来门诊一直很冷清，经济上入不敷出，医生的待遇同其他社区医生相比比较低。由于效益不好，很多优秀的医生不愿意来，来的又留不住，医生的流动性比较大，社区的医疗质量受到很大的影响。

在该城市仅有X一所三级甲等医院，因此其他辖区的居民和周边城市的居民亦有很多选择X医院的，尤其是下级医院无法诊治的疾病只能选择到X医院，导致X医院门诊和住院部严重拥挤，患者就诊时需要等候较长时间，苦不堪言。

讨论

1. 2000年该社区卫生服务中心成立时，作为社区卫生服务机构，主要的服务内容应该是什么？为了提高效益，该社区还可以开展哪些服务？

2. 全科医疗与专科医疗相比具有哪些优势？该社区卫生服务中心应如何发挥其优势？如何协调与X医院之间的关系？

3. 如果你是该社区卫生服务中心的主任，你会采取哪些办法提高本中心的效益？

实训二 全科医疗的基本特征(案例讨论)

案例2

王大爷，62岁，患高血压、糖尿病10年，首次来社区卫生服务站就诊。全科医生在与王大爷的交谈中了解到，王大爷之所以患病10年来第一次到社区卫生服务站就诊，主要是因为一直在三甲医院就医，不太相信社区中全科医生的医疗技术。而这次前来就诊，则是由于近几天感觉头晕、头痛，行走不便，故就近来社区卫生服务站测量血压。

全科医生让王大爷休息5分钟后进行了血压测量，BP 160/100mmHg。医生询问王大爷是否按时服用了降压药，王大爷表示自从老伴前年去世后，自己一直独居在家，子女虽然和自己住在同一个城市，但并不经常回家看望。由于身患两种疾病，服用药物较多，时常会因遗忘而出现服药间断的情况。

全科医生继续了解王大爷为何近几天行走不便，王大爷表示最近总感觉走路时脚下不稳，像踩着棉花一样，有时还感觉疼痛，需要休息一会儿才能继续行走。医生提出需要检查一下足背动脉，王大爷连连追问“什么是足背动脉？”“为什么要检查？”“这是我又新得了什么病吗？”并表示在三甲医院就诊多年从未听说过足背动脉检查。全科医生耐心细致地为王大爷进行了解释。

讨论

1. 如果你是接诊的全科医生，针对王大爷的服药情况可提供怎样的照顾？

2. 针对足背动脉检查，应为王大爷进行哪些方面的解释说明？

3. 针对王大爷目前的整体状况，还应为其提供哪些服务？

4. 怎样提高王大爷对全科医疗的信任度？

三、习题集

(一) 选择题

A1 型题

1. 全科医学学科是:

   A. 社区医学和社会医学的整合

   B. 正式建立于20世纪60年代的新型临床二级专业学科

   C. 各门临床医学学科的综合体

   D. 是预防医学专业学科的分支

   E. 以内科服务为主的综合临床学科

2. 理想的医疗保健体系意味着:

   A. 大医院的规模与科室设置完全满足全体民众的卫生需求

   B. 所有病人自由选择医院和医生

   C. 所有的病人都能在水平高的大医院就诊

   D. 由基层医疗提供首诊服务,基层医疗机构与大医院各司其职

   E. 政府负责向公众提供高福利的医疗保健服务

3. 全科医生是:

   A. 经全科医学专业培训合格,在社区提供长期负责式医疗保健的医生

   B. 能够解决居民所有医疗卫生问题的临床医生

   C. 全面掌握各科业务技术、专门为居民提供上门医疗服务的基层医生

   D. 提供"六位一体"服务全部服务内容的预防医生

   E. 以公共卫生服务为主的医生

4. 全科医疗作为一种基层医疗保健,以下哪种描述是错误的?

   A. 全科医疗是以门诊为主体的基层医疗照顾

   B. 全科医疗是公众需要时最先接触的医疗服务

   C. 全科医疗强调防治一体的健康照顾

   D. 全科医疗强调使用相对简便而有效的手段解决社区居民大部分健康问题

   E. 全科医疗仅关注社区中前来的就医者

5. 中华医学会全科医学分会成立于:

   A. 1969年　　B. 1972年

   C. 1983年　　D. 1993年

   E. 2001年

6. 以下哪项不是全科医疗与专科医疗的区别:

   A. 对服务对象的责任心　　B. 服务人口的多少与流动性

   C. 对服务对象责任的持续性与间断性　　D. 是否使用高新昂贵的医疗技术

   E. 处理疾病的轻重、常见与少见

7. 全科医生应有的素质中不包括:

   A. 对病人有高度的同情心和责任感　　B. 扎实的业务功底

   C. 执著的科学态度　　D. 出色的管理能力

   E. 具有较强的疑难杂病处理能力

8. 全科医疗的基本特征不包括：
A. 为社区居民提供连续性服务
B. 提供以病人为中心的服务
C. 提供以家庭为单位的服务
D. 提供以社区为范围的服务
E. 提供以家庭病床为主的基层医疗服务

9. 促使全科医学产生的背景不包括：
A. 人口的迅速增长
B. 人群疾病谱与死因谱的变化
C. 医疗费用的降低
D. 健康观的改变
E. 老龄化进程的加快

10. 全科医疗的基本特征不包括：
A. 以双向转诊为主体的照顾
B. 提供易于社区群众利用的服务
C. 提供以门诊为主的服务
D. 落实以"预防为主"的卫生工作方针
E. 为个体提供从生到死的全过程照顾

11. 全科医生转诊病人的目的不应包括：
A. 确诊疾病
B. 专科复诊要求
C. 其他医疗机构提出的有偿要求
D. 进一步做化验、辅助检查
E. 专科随访要求

12. 全科医师岗位培训的目标是：
A. 达到全科医师岗位基本要求
B. 完成学历教育
C. 取得更高的学历学位
D. 进行规范化培训
E. 完成继续医学教育

13. 全科医师骨干培训的总时长是：
A. 3个月
B. 5个月
C. 6个月
D. 9个月
E. 10个月

14. 我国全科医学教育体系的核心是：
A. 学校教育
B. 规范化培训
C. 岗位培训
D. 研究生教育
E. 骨干培训

15. 全科/家庭医学被批准为美国第20个医学专业是在：
A. 1969年
B. 1972年
C. 1993年
D. 1996年
E. 2002年

A2型题

16. 王女士因长期受到失眠的困扰前来就医，全科医生为其提供"以病人为中心"的服务，下列哪项说法是正确的？
A. 病人说什么就是什么，满足病人的所有要求
B. 重视疾病的同时，更重视病人的患病感受
C. 一切处理方案均以医生决断为准
D. 仅治疗失眠，其他不用关注
E. 为王女士开最好最贵的药物

17. 一位中年感冒患者要求医生给予静点抗生素，下列哪项做法是错误的？
A. 认真检查病人的病情
B. 提供对症治疗

C. 直接给予抗生素静点　　　　D. 耐心解释治疗方案

E. 耐心解释滥用抗生素的危害

18. 一位男性高血压患者，常自行停服降压药，且不愿改变其烟酒嗜好，血压一直控制不良。后来医生向其详细解释病情，说明药物的作用与副作用，进行烟酒危害的健康教育，并深入了解病人内心的真实想法，动员其家人一起对其进行健康监督和管理，病人血压最终得到了良好的控制。该医生的做法主要体现了全科医疗的哪种特征？

A. 可及性　　　　B. 基层性

C. 综合性　　　　D. 团队合作性

E. 预防性

19. 李奶奶患有肺心病，长期卧床不起，她主要需要全科医生为其提供：

A. 家庭病床服务　　　　B. 门诊服务

C. 转诊服务　　　　D. 会诊服务

E. 急诊服务

20. 截至2011年年底，我国60岁及以上老年人口达到了1.85亿，80岁以上的高龄老人和失能老人以年均100万的速度增长，养老问题日趋严峻。对以上数据理解不正确的一项是：

A. 人口老龄化会促使全科医学的产生

B. 人口老龄化会促使医疗服务需求的改变

C. 人口老龄化会使社会劳动人口比例下降

D. 人口老龄化会加重社会经济负担

E. 人口老龄化会促使新生儿的诞生增加

21. 患者，女，60岁，患糖尿病3年，三年来全科医生一直为其进行健康管理，对全科医生“连续性照顾”描述正确的是：

A. 全科医生对该患者全家人的生老病死均负有全部责任

B. 全科医生在患者生病的过程中均需陪伴在其床边

C. 全科医生需亲手处理患者的所有健康问题

D. 全科医生对患者人生各阶段以及从健康到疾病的各阶段都负有健康管理的责任

E. 如果全科医生调动工作，必须将该患者带走

22. 一位居民向全科医生进行健康咨询，全科医生可为其提供的服务中不包括：

A. 常见病、多发病的诊疗　　　　B. 初步心理咨询

C. 健康教育　　　　D. 计划生育指导

E. 危急重症的抢救

23. 小张在社区卫生服务站已工作了3年，想要参加全科医生骨干培训，以下哪项不是该培训的适宜对象？

A. 具备大专以上学历　　　　B. 医学专业应届毕业生

C. 具备主治医师以上职称　　　　D. 从业5年以上

E. 现从事医疗工作的注册执业医师

24. 刘女士最近在乳房自查时发现乳房内有一小包块，因害怕被确诊为乳腺癌，故一直不去医院检查，而在家中进行冥想疗法，以企盼包块的消失。以下对补充替代医学认识错误的是：

A. 全科医生应大力弘扬补充替代医学

B. 全科医生应了解补充替代医学的类型、特点和疗效

C. 全科医生应看到补充替代医学的局限性

D. 全科医生应对患者进行正确的教育，最大限度地避免补充替代疗法对患者潜在的伤害

E. 全科医生应利用补充替代医学的优势，丰富全科医学理论

25. 一位糖尿病患者自患病以来长期在社区卫生服务站就诊，前段时间因出现糖尿病酮症酸中毒被转入专科医院，目前病情平稳，正准备转回社区继续治疗。以下说法中错误的是：

A. 双向转诊是全科医疗中特别强调的一种服务形式

B. 全科医疗和专科医疗是一种互补、互助的关系

C. 专科医疗在技术上比全科医疗更高明

D. 全科医疗和专科医疗共同存在、合理分工

E. 全科医疗和专科医疗密切合作，提高医疗服务质量

(二) 简答题

1. 全科医学的学科特点有哪些？
2. 简述全科医疗的服务方式及服务内容。
3. 试比较全科医生与其他专科医生的区别。
4. 何谓全科医疗的连续性服务？
5. 简述我国全科医学教育的主要形式。

(三) 思考题

1. 全科医学、全科医生、全科医疗的概念。
2. 全科医学产生的历史背景。
3. 全科医疗与专科医疗的区别。
4. 全科医疗的基本特征与原则。
5. 全科医生的素质和角色。
6. 可及性服务、持续性服务、综合性服务、协调性服务各有怎样的特点？
7. 怎样理解以“以人为中心、家庭为单位、社区为范围”的基层医疗卫生服务？

(刘 彦 从建妮 赵拥军)

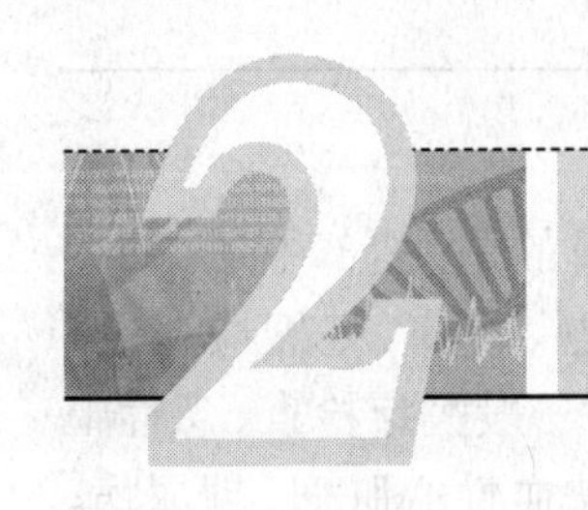

第二章

以问题为导向的健康照顾

一、学习要点

本章主要介绍了以问题为导向的临床思维模式、以问题为导向的健康照顾及其意义、常见的健康问题、常见健康问题的诊断策略以及处理原则等内容。

以问题为导向的健康照顾是以发现和解决个人、家庭、社区的疾病与健康问题为导向，综合运用临床医学、预防医学、心理学和社会学等学科方法，对各种问题进行诊断，了解其产生的原因及影响因素，确定健康需要，制订和实施相应的诊疗措施，以实现对各种疾病与健康问题的有效治疗和照顾。

与专科医生的疾病诊疗模式主要以分解、还原论为主导的思维模式来诊断疾病的方法不同，全科医生需要更多地以综合、系统的思维模式以及对各种疾病症状和健康问题的辩证思维和整体治疗出发，更好地体现现代医学模式的要求。全科医生所应具有的临床诊断思维是以患者为中心的系统思维方式和整体性思维方式，是以问题为导向、以证据为基础的临床思维。全科医学提出的医疗照顾是为个人、家庭、社区提供全面、综合、连续的照顾和服务。全科医生的诊疗工作流程应包括以下内容：①注意识别或排除可能威胁患者生命的关键问题。②诊断、鉴别诊断及分类，即在接诊患者时一定要在得出正确的诊断假设之前，根据病史和查体的结果判断患者症状的轻重缓急，进行相应的处理。③其他问题的相关要求。

在全科医疗服务中，实施以问题为导向的健康照顾，必须“以问题是否已获解决”来评价治疗的效果。为此，全科医生应学会以系统和联系的观点全面、辩证地看待症状和疾病的关系。“本质”与“现象”是事物存在的两个方面，有本质的存在才有现象的显示，世界上没有无源之水，没有无本之木，既然有表现就一定有其根源。显现于外在的症状常常是复杂和多样化的，症状和疾病之间存在着偶然和必然的联系，症状和疾病的区别不是绝对的。在全科医疗工作中，通常强调“治病必治其本”、“没有正确的诊断就没有正确的治疗”的基本观点。然而，当有些疾病的症状严重危及健康和生命时，治标便成为具有优先意义的事情了。因此，全科医生应弄清症状治疗的意义，妥善处理症状治疗与病因治疗之间的关系，采取灵活性、动态性的原则，即急则治标、缓则治本、标本兼治。

为了更好地实施以问题为导向的健康照顾，全科医生应先学习和了解其所要面对的各种健康问题。与专科医生相比，全科医生经常面对的健康问题其主要特点包括：①多数健康问题处于疾病的早期和未分化阶段。②疾病和健康问题具有很大的变异性和隐蔽性。③具有多维性、系统性和关联性。④具有广泛性。⑤非疾病性健康问题多于疾病，常见病多于罕见病。另外，实施以问题为导向的健康照顾不仅包括个体健康照顾，而且也包括对家庭和社区人群的健康问题作出社区诊断和处理。

据某些社区统计，全科医生在工作中遇到的最多的15种就诊目的是：腿部不适、咽喉痛、腰痛、咳嗽、要求做体格检查、关于药物的咨询、感冒、手臂问题、腹痛、妊娠检查、头痛、疲劳、血压高、体重增加、创伤。而做出的15种常见诊断则是：一般医疗检查、急性上呼吸道感染、高血压、软组织损伤、急性扭伤、出生、抑郁或焦虑、缺血性心脏病、糖尿病、皮炎或湿疹、退行性骨关节病、泌尿系统感染、肥胖、急性下呼吸道感染、非真菌性皮肤感染。

作为全科医生，遇到健康问题时应采取的主要诊断方法有：①对健康问题进行初步诊断和分类。②临床推理的基本方法，一般包括模型识别、归纳法和假设演绎推理等。③基本的临床诊断思维方法，即从问题入手的诊断思维方法、从症状或疾病入手的诊断思维方法和从系统入手的诊断思维方法，其中从问题入手的诊断思维方法最常见和通用。④学会运用概率方法来进行推理和判断。⑤掌握对诊断假设进行验证的基本方法。

全科医生应掌握的诊断与处理技能：①对个体问题的诊断与处理技能。②对家庭问题的诊断和干预技能。③对社区问题的诊断和干预技能。

全科医生还应掌握和运用的其他诊疗手段和技能，包括：①充分利用个人、家庭、社区的健康档案，为诊断提供背景资料和依据。②利用动态、连续性优势，进行跟踪观测和考察，不断完善对问题的诊断和处理。③掌握良好的沟通技能，通过充分交流和沟通来了解和掌握关键诊断信息。④运用循证医学和流行病学方法建立诊断假设，进行初步诊断。

全科医生实施以问题为导向的健康照顾应遵循的原则包括：①健康照顾与疾病治疗并重的原则。②全面、系统和联系性的原则。③急则治标、缓则治本、标本兼治的原则。④动态性、渐进性的问题处理原则。⑤以人为本、以健康为中心的原则。

二、实训指导

实训三　社区常见健康问题的诊断与处理
——以高血压为例

（一）实训目的

1. 掌握社区常见健康问题的诊断策略和处理原则，体会以问题为导向的健康照顾在全科医疗实践中的意义。

2. 熟悉慢性病患者的筛查、随访、评估、分类干预、健康体检、健康教育与健康管理。

3. 了解社区常见健康问题及其特点。

（二）实训地点

1. 社区卫生服务中心、社区居民家中。

2. 具体地点为：________市________区（县）________街（路）________社区________。

（三）实训内容

1. 通过观摩、家庭随访和教师讲解，了解社区卫生服务中心所辖社区居民的健康状况。

2. 熟悉实施以问题为导向的健康照顾的过程，熟悉社区常见健康问题诊断和处理的基本原则与策略。

3. 掌握高血压的诊断与处理，包括高血压的定义与分级、高血压发病的危险因素、高血压患者的社区管理与转诊、高血压患者的综合治疗以及高血压病例社区管理的评估等。

（四）实训形式

学生每3～5人为一组，到社区卫生服务中心或社区居民家庭中，由带教教师指导完成实习。

（五）实训步骤

1. 教师介绍实习目的要求，讲解高血压健康管理流程与规范，包括筛查、随访、评估、分类干预、健康体检、健康教育与健康管理等内容。

2. 实训用具准备，即慢性病家庭访视包（包括皮尺、体重计、血压计、听诊器、访视对象的健康档案、评估表、健康教育处方等）。

3. 选择社区卫生服务中心建有个人健康档案的高血压老年患者，与对方预约，对方同意后约定来诊或入户随访。

4. 学生由带教教师带领到社区卫生服务中心接诊或观摩高血压患者的接诊工作，或学生随社区教学基地的全科医疗团队进入慢性病患者家庭进行访视。

（六）实训要求

1. 家庭访视需要自带鞋套；实训中表现出认真负责的态度，要文明礼貌，要同情、爱护和关心患者及其家属。

2. 实训结束后，撰写实训报告，其主要内容包括：

（1）针对接诊或随访患者建立和填写《高血压患者随访服务记录表》（详见主教材第七章“表7-6高血压患者随访服务记录表”）。

（2）列举所接诊（随访）高血压患者目前的健康问题，并制定相应的处理措施。

（七）参考学时

2～4学时。

三、习题集

（一）选择题

A1型题

1. 关于症状的描述，正确的是：
   - A. 症状是内隐性的
   - B. 症状相对稳定
   - C. 一种症状可由多种疾病引起
   - D. 症状在疾病发展过程中处于支配地位
   - E. 一种症状可引起多种疾病
2. 关于实施症状治疗的意义，正确的是：
   - A. 症状治疗是诊疗水平低下的表现
   - B. 对主要症状的处理或治疗会影响对疾病的诊断与治疗
   - C. 对症治疗都是有益无害
   - D. 急则治其标，对于一些急症的治疗方法的探索已成为医疗探索的重要内容
3. 有关疾病形成的影响因素，正确的是：
   - A. 生物学因素导致的疾病占全部疾病的大部分
   - B. 医疗服务因素对疾病的影响可以忽略不计
   - C. 不良行为、生活方式、心理、社会因素导致的疾病所占比重很大
   - D. 社区诊断就是要对社区中的某个人的健康问题作出诊断
   - E. 社会因素对人群健康的影响没有基因生物学的因素显著

A2 型题

4. 全科医生经常面对的健康问题主要特点不包括：
   A. 具有广泛性
   B. 具有多维、系统性和关联性
   C. 健康问题少于疾病，常见病多于罕见病
   D. 多数健康问题处于疾病的早期和未分化阶段
   E. 疾病和健康问题具有很大的变异性和隐蔽性
5. 下列哪项描述不正确：
   A. 症状和疾病的区别不是绝对的而是相对的
   B. 在全科医疗中，医生应采取灵活、动态性的原则，即急则治标、缓则治本、标本兼治
   C. 治病必治其本
   D. 症状治疗是全科医生的最终目标
   E. 当有些疾病的症状严重危及健康和生命时，治标便成为具有优先意义的事情
6. 关于以问题为导向的健康照顾，哪项描述不正确：
   A. 是一种以问题的发现、分析、诊断和处理为主线的疾病诊疗和健康照顾过程
   B. 基层卫生服务保健中，大部分健康问题尚处于早期未分化阶段
   C. 也要关注健康人群的健康需要和健康危险因素问题
   D. 主要关注健康问题，不必在意患者本身
   E. 以问题为靶向的工作思维贯穿于整个服务过程中
7. 下列哪一项不属于常见的全科医生诊所就诊的目的：
   A. 咽喉痛　　B. 咳嗽
   C. 血压低　　D. 头痛
   E. 要求做体格检查
8. 下列哪一项不属于全科医生诊所常见的诊断：
   A. 急性上呼吸道感染　　B. 肥胖
   C. 糖尿病　　D. 泌尿系统结石
   E. 出生
9. 下列哪一项不属于对健康问题进行初步诊断分类的目的：
   A. 对问题进行最终定性　　B. 进一步了解问题的来龙去脉
   C. 进行鉴别诊断　　D. 推测未经治疗的疾病预后
   E. 明确对问题采取进一步行动的基本思路和方向
10. 下列哪一项不属于“亚健康”的表现：
    A. 记忆力减退　　B. 易感冒　　C. 乏力
    D. 睡眠充足　　E. 便秘
11. 全科医生在实施以问题为导向的健康照顾过程中，应掌握以下诸原则，但除外的是：
    A. 应尽可能掌握问题之所在
    B. 遵循全面性、联系性和系统性的原则
    C. 寻求问题的暂时性解决
    D. 动态、渐进性问题的处理原则
    E. 以人为中心的健康照顾原则

多项选择题

12. 下列哪些属于常见的到全科医生诊所就诊的目的：
    A. 头痛　B. 腿部不适　C. 体重增加
    D. 牙痛　E. 手臂问题

13. 全科医生在实施以问题为导向的健康照顾过程中，必须掌握下列哪些原则：
    A. 以人为中心的健康照顾原则　B. 应尽可能掌握问题之所在
    C. 遵循全面性、联系性和系统性原则　D. 动态、渐进性问题的处理原则
    E. 寻求问题的根本性解决

14. 下列哪些属于对健康问题进行初步诊断分类的目的：
    A. 明确对问题采取进一步行动的基本思路和方向
    B. 对问题进行初步定性
    C. 进行鉴别诊断
    D. 为试验性治疗方案的制定提供依据
    E. 推测未经治疗的疾病预后

15. 下列哪些属于“亚健康”的表现：
    A. 烦躁易怒　B. 腹泻　C. 易疲乏
    D. 失眠多梦　E. 手足麻木

16. 下列哪些属于全科医生诊所常见的诊断：
    A. 急性下呼吸道感染　B. 软组织损伤
    C. 胆结石　D. 糖尿病
    E. 特殊医疗检查

17. 与专科医生比较而言，全科医生在实施以问题为导向健康照顾中的优势常包括下列哪些方面：
    A. 全科医生更擅长于疑难杂症的诊治
    B. 全科医生可为居民提供协调性的健康照顾
    C. 全科医生与病人之间存在更良好的医患关系
    D. 全科医生可以利用更先进的医疗设备
    E. 全科医生对病人及其家庭存在更持续的照顾关系

(二) 思考题

1. 为什么在全科医学实践中强调以问题为导向？
2. 全科医生面对的社区健康问题与专科医生相比有何不同？
3. 列举社区常见的健康问题。
4. 全科医生的主要诊断方法包括哪些？
5. 全科医生在实施以问题为导向的健康照顾过程中，应掌握哪些原则？
6. 与专科医生相比，全科医生实施以问题为导向的健康照顾具有哪些优势？

(王建国　李卫勇)

第三章

以人为中心的健康照顾

一、学习要点

全科医生除了关注病人的症状、病理变化外，还应关注病人的心理、职业、家庭和社会环境等因素。

医学模式是指医学整体思维方式，即解释和处理医学问题的方式。生物医学模式显现出了诸多的不足和缺陷。

生物 - 心理 - 社会医学模式是从“以疾病为中心”转到“以人为中心”的理论基础，具有较多的优势。以人为中心的健康照顾其关键是理解患者与疾病、理解病人角色（病人角色又称病人身份，是指从常态的社会人群中分离出来的、处于病患状态中、有求医行为和治疗行为的社会角色）、理解就医行为（就医行为是指人们在觉察到自己有某种疾患或身体不适时，寻求医疗帮助的行为）。

健康的定义是指除了躯体健康、心理健康、社会适应良好外，还包括道德健康，只有这四方面的全部健康才算是完全的、整体的健康。

健康观是指对健康的看法和态度。健康的整体观是指健康也是一个整体，它并不等于躯体健康、心理健康、社会健康、道德健康的简单相加，而是四个方面的有机统一。健康有赖于以上四个方面的相互联系、相互作用及其作用的结果和目的。

疾病是患者健康问题的一部分而并非全部，在全科医生眼里，患者的需求、期望与生理疾病同等重要。全科医生实施以人为中心健康照顾的基本要求就是，应进入患者的宏观世界，发挥患者的主动性，从而达到促进健康、提高生命质量的目的。进入患者的世界、了解人的个性是以人为中心健康照顾的最基本环节。

以人为中心健康照顾的基本原则包括以下几个方面：既关注所患疾病，也关注患病的人，关注病人与关注疾病同等重要；重视家庭与健康的相互影响；照顾个体时考虑其身后的人群背景和疾病流行的情况，提供个性化服务；充分发挥全科医生的预防医学优势，提供适时的、科学的预防性服务；充分发挥健康代理人的作用，以病人为中心组建医疗保健服务团队；注重发挥患者及其家属的主动性；掌握医学伦理学的基本原则，尊重患者在法律和伦理上的权利；与患者建立长久信赖的医患关系，成为患者信赖的伙伴。

全科医生在以人为中心健康照顾中的作用包括：维护整个卫生保健系统和病人的最佳利益；对社会需求的变化迅速作出反应的作用；有效利用卫生资源的作用；保持平衡和完整性的作用。

全科医生在以人为中心健康照顾中的优势包括：亲近的优势；地域的优势；持续性照顾的优势；综合性的优势；实用性的优势；协调性照顾的优势。

全科医生以人为中心的应诊任务主要有四个方面：①诊断和处理现存的问题；②提供适当的临床预防服务；③管理慢性病问题；④改善遵医行为。

全科医生以人为中心的应诊过程主要包括以下几个方面：①以人为中心的诊疗模式。以人为中心的诊疗模式要求全科医生要接纳所有的服务对象，用“立体性”或“全方位”的思维方式，将全科医疗与患者的需求联系在一起，并对患者进行首次评价与管理。②以人为中心的开放式问诊方法。开放式的问诊采用的是BATHE问诊方法，BATHE问诊方法包括以下内容：B（backgroud）——背景，即了解患者可能的心理或社会因素；A（affect）——情感，即了解患者的情绪状态；T（trouble）——烦恼，了解问题对患者的影响程度；H（handling）——处理，了解患者的自我管理能力；E（empathy）——移情，对患者的不幸表示理解和同情，从而使他感受到医生对自己的支持。③以人为中心的接诊步骤。目前采用LEARN模式，此模式的整个接诊过程需经过以下五个步骤：L（listen）即倾听；E（explain）即解释；A（acknowledge）即认可；R（recommend）即建议；N（negotiate）即协商。

医患关系是一种人际关系，是指医务人员与病人之间的相互作用，是在医疗卫生服务过程中形成和建立起来的人际关系。狭义的医患关系是指医生与病人之间的关系；广义的医患关系包括医疗服务机构各类人员与患者及其家庭或其有关人员的关系。医患关系的模式主要有主动 - 被动模式；指导 - 合作模式；共同参与模式；医患关系的“信托”模型等。影响医患关系的因素主要有医务人员方面的因素、患者方面的因素和医疗管理机构及制度因素等。建立良好医患关系时应遵循的医学伦理学的基本原则包括：有利于患者原则、尊重患者自主性原则、知情同意原则、公正原则、讲真话和保密原则等。医患沟通是建立良好医患关系的重要手段，医生要充分认识与病人沟通的重要性，并切实掌握应诊中沟通的技巧。

二、实训指导

实训四　全科医生的问诊方式

（一）实训目的

1. 掌握以人为中心的开放式问诊及BATHE问诊的方法。
2. 熟悉封闭式问诊与开放式问诊的异同。
3. 了解如何运用普通、亲切的语言交流技巧快速帮助医生走近患者，拉近患者与医生的距离，消除陌生感和隔阂，让患者敞开心扉，并使全科医疗服务变得更加有效。
4. 提高学生人际交往与沟通的能力。

（二）实训地点

1. 某指定的社区卫生服务中心（站）（示范点）。
2. 具体地点为：________市________区（县）________街（路）________社区________。

（三）实训内容

1. 全科医生以人为中心的接诊步骤。
2. 开放式问诊及BATHE问诊的内容、方法。
3. 了解封闭式问诊与开放式问诊的异同。
4. 观察接诊中人际沟通的技巧。

（四）实训形式

1. 统一示范与示教。

2. 情景扮演。

3. 全科诊室见习。

（五）实训步骤

1. 由带教教师准备案例，针对案例由教师统一示范接诊步骤与问诊方法。

2. 学生分成若干小组，各组学生分别扮演患者与全科医生，针对案例，演示接诊、问诊过程。

3. 学生分成若干小组，在全科诊室见习接诊步骤、问诊方法。

4. 实训结束后，各小组进行讨论，提出针对接诊步骤、问诊方法的意见和建议。

（六）实训要求

讨论以下内容：

(1) 全科医生以人为中心的接诊的具体步骤。

(2) 封闭式问诊与开放式问诊的区别。

(3) 全科医生如何迅速捕捉到患者心理、社会问题的核心内容？

（七）参考学时

2～4 学时。

案例1　封闭式问诊与开放式问诊的比较

封闭式	开放式
D: 你有什么不舒服？ P: 四肢麻木，胸闷，心慌，胃口不好…… D: 还有什么不好吗？ P: 大小便也不好，小便多，很急，量很少。肚子咕噜咕噜叫，老想拉大便，可是又没有。 D: 多长时间了？ D: 快 2 个月了。 D: 让我替你检查一下（心率 52 次 / 分，心律不齐，未闻明显杂音，肠鸣音亢进，无其他阳性发现）。 D: 去做一些化验和特殊检查（检查结果除心电图报告窦性心动过缓伴心律不齐外，其余 15 项检查均正常）。 D: 你得的是神经官能症。 P: 严重吗？ D: 这不算什么病。回去休息一段时间就好了。 P: 但……我觉得……很难受，有时心慌、胸闷都快受不了啦……医生，能住院替我好好治治吗？ D: 不需要住院，越住越严重。再说，对你这种病，医生也没什么好办法。 P: 那……	D: 你有什么问题？ P: 胸闷、心慌、有时喘不过气来、四肢麻木，全身都不自在…… D: 别急，慢慢说，说详细点。 P: 开始时只是早上醒得早，脑子里想得太多，梦也多，醒过来就再也睡不着了……。后来，一个人在家老觉得胸闷、喘不过气来。最近胃口又不好了，肚子老咕咕叫，经常想拉大便，可是又没有…… D: 大概有多长时间了？ P: 快 2 个月了。 D: 你说的这些情况有没有什么规律性？ P: 干活的时候感觉不明显，一静下来就不行了。 D: 那你认为可能是什么原因造成的？ P: 我觉得我的生活环境不太好，家里大部分时间只有我一个人，单位里的事又看不惯，相互之间都不说实话，明争暗斗，真让人受不了…… D: 你觉得自己的病严重吗？ P: 怎么不严重啊！有时痛苦起来自杀的心都有了！我想不是得了绝症，就是得了什么怪病了，吃了很多医生开的药，越吃越严重了……可家里的人都说我“神经病”…… D: 那你希望我为你做些什么呢？ P: 赶快替我把这些毛病治好，要不然，我的生活就一团糟了。

续表

封闭式	开放式
	D：让我替你检查一下（全面检查）。 D：我相信你说的都是真的，肯定很痛苦，我一定尽力帮助你。今天我先给你开点药。不过你每天早上和晚上睡觉前一定要坚持跑步，跑到出汗为止。另外，尽量不要一个人待在家里冥思苦想，多找朋友聊聊天，散散心。三天后的上午10点钟，你再来，我们再好好谈谈，到时再替你做一些检查……别担心，问题总会得到解决的。

案例2　全科医生的问诊过程

张某，男性，52岁，工人。高血压病史十余年，服用2种降压药物，但服药不规律，血压控制在150/90mmHg左右。吸烟20支/天。近一年来出现过数次胸闷、心前区不适，曾到大医院门诊和急诊就诊。心电图ST段压低，T波倒置，提示心肌缺血。心超检查左室壁增厚。心脏专科医生诊断为冠心病，予以硝酸甘油、阿司匹林和丹参等药物治疗。近半年来胸闷发作的次数增多，血压也上升至160/95mmHg左右。心脏专科医生建议患者住院行冠状动脉造影检查，如果冠状动脉有狭窄便需要放置支架，并增加一种降压药物。患者又来到了全科医生处就诊，医生除详细询问药物应用与其胸闷和血压之间的关系，同时还询问了他的工作、家庭和睡眠情况，从而了解到患者平素性格内向，近半年来睡眠差，常感觉担心、焦躁。全科医生鼓励患者倾诉他所担心的事情，原来患者的妻子已下岗数年，有一个女儿在读大学，家庭收入主要依靠他一个人；由于单位资产重组，还有可能面临下岗的问题，因此他担心家庭收入减少会影响到女儿读书；又因心脏科医生诊断他为冠心病，要增加药物，还可能做手术放置支架，且费用不菲而使得他更加焦虑。全科医生耐心倾听患者的诉说，通过心理疏导给予他支持和鼓励，同时也劝他戒烟，并给予缓解焦虑的药物。数周后，患者的血压降至正常，睡眠改善，焦虑情绪得到缓解，胸痛发作的次数也明显减少了。

以下是该案例中全科医生问诊过程中的一段与患者的对话：

医生："你妻子做什么工作？"（问 background——背景，了解患者的心理和社会因素）

患者："她三年前就下岗了，现在有时在居委会帮帮忙。"

医生："你孩子多大了？"（问 background——背景，了解患者的心理和社会因素）

患者："我女儿刚20岁，还在读大学。"

医生："哦，那不错。"

患者："女儿读书挺争气的，就是读书费用贵，1年光学费就要近1万元，还要生活费、书费。"

医生："那你是很不容易的，现在供个大学生的确开销不少。"（empathy——移情，对患者倾诉表示理解和同情，从而使患者感受到医生对他的支持）

医生："你工作还不错吧？"（background——背景，了解患者的心理和社会因素）

患者："原来还可以，最近企业有变动，可能要减少人员。"

医生："你觉得这会对你有影响吗？"（affect——情感，了解患者的情绪状态）

患者："是的，我们这个部门最有可能裁员。"

医生："你是不是很担心？"（affect——情感，了解患者的情绪状态）

患者："是的，家里现在主要靠我的收入，女儿还有两年才能毕业，说什么我也得让她读完大学。"

医生："那是。还有什么让你担心的吗？"（affect——情感，了解患者的情绪状态）

患者："医生，我的心脏问题是不是非常严重？心脏科医生说要手术放支架，1个支架要上万元，这对我来说太贵了。一想到要下岗、要做手术，我就睡不着觉，血压怎么会不高呢？"

医生："是呀，这些事凑在一起的确让人心烦。"（empathy——移情，对患者的不幸表示理解和同情，从而使患者感受到医生对他的支持）

医生："你最担心的是什么？"（trouble——烦恼，了解问题对患者的影响程度）

患者："心脏问题，工作没有了还可以再找，身体垮了啥都不要说了。"

医生："那你打算怎么办呢？"（handling——处理，了解患者的自我管理能力）

患者："我也对自己说，不要老是去想这些事，车到山前必有路。我妻子也常劝我。但这些事怎么能让我不想呢？"

医生："依我看来，要让你不担心这些事目前的确比较难，换作是我肯定也会担心的。"（empathy——移情，采用换位思考的方式对患者表示理解、同情和支持）

医生："但是仅仅担心是解决不了问题的，如果我是你，除了担心外还要采取积极的措施。"

患者："采取什么措施？心脏科医生开给我的药我都在吃。"

医生："你戒烟了吗？饮食吃得清淡吗？"

患者："烟我是想戒，可我工作的环境没法不抽烟。饮食我以后一定注意，少吃油和盐。"

医生："戒烟主要是靠自己，根据你的心脏情况，烟是非戒不可了。另外你每天按时服降压药了吗？经常量血压吗？"

患者："不瞒您说，降压药我的确常常会忘了吃，有时觉得自己没有什么不舒服的，也就想不起来吃药了。"

医生："那我建议你首先把自己应该做而没有做到的事情先做起来：戒烟、饮食清淡、规律服药，包括降压药和其他心脏病的药物，经常测血压。现在你还是先服用原来的降压药，但要天天坚持，我们先把血压的目标定在140/90mmHg以下，你看好吗？一周后来这里复查，如果血压仍高，再考虑调整药物。另外，如果你觉得自己很担心，尽可能提醒自己不要朝这方面去想，同时做深呼吸，帮助自己放松。这里我给你一些药物帮助减轻你的焦虑情绪。从心电图上看，你的心肌缺血的确存在，但你不要过于担心。如果再有胸痛发生，还是要及时来医院的。"

患者："好，医生，这次我一定照你说的去做。"

这位全科医生采用的是BATHE问诊方法，即：

B（background）——背景，了解患者可能的心理或社会因素。

A（affect）——情感，了解患者的情绪状态。

T（trouble）——烦恼，了解问题对患者的影响程度。

H（handling）——处理，了解患者的自我管理能力。

E（empathy）——移情，对患者的不幸表示理解和同情，从而使他感受到医生对自己的支持。

通过这样的问诊，全科医生能很快理解这位患者的来访背景并及时给予安慰、支持。

这些问话很简朴，但正是这些普通的言语帮助医生走近了患者，让患者对医生敞开了心扉，并使医疗服务变得更为有效。

三、习题集

（一）选择题

A1 型题

单项选择题

1. 全科医学的理论基础是：
   A. 生物 - 心理 - 社会医学模式　　B. 预防医学与临床医学
   C. 社区卫生服务　　D. 通科医生的发展
   E. 传统医学和现代医学基本理论
2. 以生物 - 心理 - 社会医学模式为指导的新的健康观认为：
   A. 不受病原微生物感染为健康
   B. 无心理障碍才算健康
   C. 健康是身体、精神、道德和社会的完好状态
   D. 健康应是身心健康
   E. 自我感觉舒适
3. 全科医学竭力倡导推行的医患关系模式是：
   A. 主动 - 被动模式　　B. 指导 - 合作模式
   C. 共同参与模式　　D. “信托”模型
   E. 以上都不是
4. 在 BATHE 问诊方法中，B 代表：
   A. 背景　　B. 情感　　C. 烦恼　　D. 处理　　E. 移情
5. 医患关系中的共同参与模式最适用于以下哪种情况：
   A. 急症抢救　　B. 急性感染
   C. 婴幼儿病人　　D. 慢性病的管理
   E. 精神病人
6. 关于病人角色的说法，以下哪种是错误的：
   A. 病人可以从其平常的社会角色中解脱出来
   B. 病人应具有力图使自己痊愈的愿望
   C. 病人应该找医生诊治
   D. 病人应该与医生合作
   E. 病人对自己陷入疾病状态负有责任
7. 病人对医生的期望是
   A. 需要医生为之解除病痛　　B. 需要医生提供其他方面的帮助
   C. 要求与医生能相互理解　　D. 要求与医生有情感交流
   E. 以上均是
8. 增强病人遵医行为的因素是：
   A. 对用药方法误解　　B. 经济上难以承受
   C. 无经济问题　　D. 缺少家庭支持

E. 药物副作用问题

9. 全科医生在应诊中的主要任务是:

A. 确认现患问题　　B. 管理慢性病问题

C. 预防性照顾　　D. 改善就医遵医行为

E. 以上均是

10. 在影响人类健康的诸多因素中，最重要的影响因素是:

A. 生物因素　　B. 环境因素

C. 生活方式因素　　D. 卫生保健因素

E. 遗传因素

(二) 思考题

1. 以人为中心应诊的任务有哪些?
2. 全科医生的问诊有什么特点?
3. 体现以人为中心的应诊过程包括哪些具体的步骤?
4. 以人为中心健康照顾要求全科医生所遵循的原则有哪些?

(唐国宝)

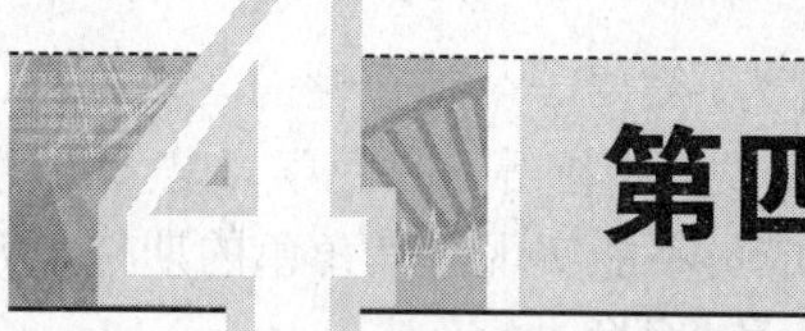

第四章

以家庭为单位的健康照顾

一、学习要点

家庭是社会的基本单位，家庭对个人的健康和疾病的发生、发展以及康复有着重要的影响。家庭是人在社会中生存而产生的普遍而特殊的社会团体。在原始社会，家庭可以被定义为一个氏族或部落。随着历史的演变，传统的家庭是根据家庭结构和特征，把在同一处居住的，靠血缘、婚姻或收养关系联系在一起的，两个或更多人所组成的单位，称为家庭。

现代意义上的家庭是指通过生物学关系、情感关系或法律关系连接在一起的社会团体。它涵盖了现代的各种类型家庭，突出了血缘、情感和法律婚姻三大要素。

从社会学角度来看，关系健全的家庭应包含八种家庭关系，即婚姻关系、血缘关系、亲缘关系、感情关系、伙伴关系、经济关系、人口生产与再生产关系、社会化关系。

家庭结构包括家庭的外部结构与内部结构，主要是反映家庭成员的组成和类型及各成员间的相互关系。

家庭的外部结构主要包括：核心家庭、扩展家庭、其他家庭类型等。

核心家庭是指由父母及其未婚子女组成的家庭，也包括无子女夫妇和养父母及养子女组成的家庭。核心家庭的特点是人口少、结构简单、家庭资源少。现代社会中核心家庭逐渐成为主要类型，但由于核心家庭的家庭资源少，一旦家庭出现情感危机，便会陷入危机，容易导致离婚、留守儿童等家庭问题。

扩展家庭根据成员结构不同，又分为主干家庭和联合家庭。主干家庭是由一对已婚夫妇同其父母、未婚子女或未婚兄弟姐妹构成的家庭。主干家庭往往除了有一个权力和活动中心外，还存在一个次中心，但家庭关系不如联合家庭复杂。因主干家庭具有直系血缘关系和婚姻关系，也称为“直系家庭”。联合家庭亦称复式家庭，是指由至少两对或两对以上同代夫妇及其未婚子女组成的家庭。这种家庭类型的结构相对松散、不稳定，家庭内存在多个权力和活动中心，存在多种关系和利益交织，决策过程复杂。其他家庭类型包括单亲家庭、单身家庭、同居家庭、同性恋家庭、群居家庭等特殊团体。这些家庭类型易形成特殊的心理、行为及健康问题，家庭医疗应重视和照顾这些特殊的家庭。

家庭的内部结构是指家庭内部运作机制，是对内部运作关系的描述，反映家庭成员之间的相互作用及相互关系。主要包括家庭角色、家庭的权力结构、家庭沟通类型及家庭价值观等。

家庭角色是指家庭成员在家庭中的特定身份，代表着其成员在家庭中所应执行的职能，反映其在家庭中的相对位置以及与其他成员之间的相互关系。家庭角色同其他社会角色一样，要按社会和家庭为其规定的特定模式规范其角色行为，这些特定模式的行为称为“角色期待”。家庭成员通过实现角色期待，完成相应的角色行为，需要一个综合性的学习过程，这个过程称为“角色学习”，包括学习角色的责任、特权、态度和情感等。角色学习是无止境的，家庭成员需要不断地适应角色的转变。当家庭中某成员不能实现对其角色的期待，或适应不了角色转变时，便会在内心产生矛盾、冲突的心理，称“角色冲突”。

家庭权力结构的中心称权力中心，即一般意义上的一家之主，主要有四种类型：传统权威型、工具权威型、分享权威型和感情权威型。传统权威型以社会文化传统确认家庭的权威，如我国传统公认的父亲或长子通常是一家之主。工具权威型是指家庭中负责供给家庭或者掌握经济大权的一方，即养家糊口的人被认为是家庭的权威人物，这种权威人物可以是父亲、长兄等，也可以是母亲、姊妹等。分享权威型是指家庭中各成员权力均等，彼此商量决定家庭事务，这类家庭又称民主型家庭，是现代社会最推崇的理想家庭权力结构。民主型家庭有利于家庭成员的身心健康发展。感情权威型是指由家庭感情生活中起决定作用的人担当决策者，其他的家庭成员因对他（她）的感情而承认其权威。

家庭权力结构会随着家庭生活周期阶段的改变、家庭变故、家庭价值观的变迁等家庭内外因素的变化，而从一种家庭权力结构的形式转化为另一种形式。随着社会的进步，家庭权力中心的形成越来越受感情和经济因素的影响，传统权威型逐渐向民主型家庭权力形式转变。

家庭内部结构的另一个方面便是家庭沟通类型。家庭沟通是家庭成员情感、愿望、需要、信息和意见的交换过程，是家庭成员调控行为和维持家庭稳定的有效手段，也是评价家庭功能状态的重要指标。

根据沟通的内容，家庭沟通类型可分为情感性沟通和机械性沟通。内容与情感有关时称为情感性沟通；内容仅为普通信息或与家居活动的动作有关时称为机械性沟通。根据信息的表达是否清晰，是否经过掩饰、模棱两可，家庭沟通类型可分为清晰性沟通和模糊性沟通。根据信息是否直接指向接受者，家庭沟通类型可分为直接沟通和间接沟通。若是直接的称为直接沟通；若是隐射或含蓄的称为间接或替代性沟通。家庭要维持和睦，必须进行有效的沟通。有效的沟通应该是清晰、平等和开放的沟通，是现代社会所提倡的人际沟通方式。

家庭价值观是指家庭判断是非的标准以及对某件事情的价值所持的态度，它常常不被家庭成员及社会所意识，却深深地影响各个家庭成员的思维和行为方式，并影响家庭对外界干预的感受和反应性行为。价值观的形成深受意识形态、传统风俗、宗教文化、社会环境等因素的影响。价值观一旦形成，在相同的社会环境条件下是极不容易改变的。

家庭功能是指所有家庭固有的性能，这种性能用以满足个体的需求、维护家庭的和谐。评价家庭功能也是了解家庭是否满足其成员在生理、心理及社会各方面的要求的过程，包括满足情感需要、生殖与性需要的调节、抚养与赡养、赋予家庭成员地位以及经济和社会化功能。

家庭资源是指家庭为了维持基本功能，在应对压力事件或危机状态所需要的物质和精神上的支持，包括家庭内资源和家庭外资源。家庭内资源包括经济支持、维护支持、健康防护、情感支持、信息教育、结构支持等；家庭外资源包括社会资源、文化资源、宗教资源、经济资源、教育资源、环境资源、卫生服务资源等。

家庭与健康有着十分紧密的联系，两者相互作用，相互渗透，相互影响。

家庭通过多种形式、多种途径对每一位家庭成员的健康及疾病产生影响，这种影响远远超过其他任何社会关系的影响。

生物遗传是影响人类健康的重要因素之一。人的身高、体型、性格、心理状态等均受遗传因素的影响；一些疾病，如高血压病、冠心病、糖尿病、乳腺癌等，也与遗传因素有密切的关系。每个人都是其基因型与环境相互作用的产物，有些疾病就是受到家族遗传因素和母亲孕期各种因素的影响而产生的。

家庭对儿童发育及社会化产生重大的影响。生长发育作为儿童成长的基本环节，深受家庭的影响。家庭通过喂养、教育、行为引导等方式直接或间接地影响着儿童生理、心理的生长发育过程和结果。全科医生应劝解儿童的父母在孩子的幼小时期，尤其是3个月至5岁期间，尽量避免与孩子的分离。

家庭对疾病的传播产生影响。一个具有正确的家庭健康观念、较强防病意识、较好的就医习惯和遵医行为，以及健康生活方式的家庭，通常能够较好的对流行性疾病和传染病进行及时的预防和就医，接受科学的诊疗方案，从而达到"未病先防"或"既病防传播"的目的，切断疾病传播途径。

家庭对成人发病率和死亡率有所影响。家庭中某一成员患病后，其他成员对病人重视、关心及经济与精神支持的程度，与这一患病成员身体的康复进展呈正相关关系。家庭成员对"易感受者"或病人提供足够的经济支持、正向的精神鼓励与和谐的康复氛围，是降低发病率和死亡率的重要条件。

家庭对疾病恢复产生影响，家庭的支持对各种疾病的治疗和康复都有较大的影响。家庭权力结构类型与健康价值观念等，都将影响疾病的演变和转归。

家庭对求医行为和生活方式有所影响。一个健康的家庭应该拥有良好的求医行为和健康规律的生活习惯及生活方式。家庭功能的良好程度直接影响到卫生资源利用的频度，家庭成员的过频就医以及对医生的过分依赖往往是家庭功能障碍的表现之一。

另外，疾病对家庭也会产生一系列的影响。健康与长寿都是人们追求的目标，两者既有矛盾性的一面，又有统一性的一面。每个人都不希望生病，因为疾病将对个人及其家庭造成诸多伤害和压力。疾病对家庭的影响主要有：一是增加精神心理压力。精神心理压力是疾病对家庭影响的主要方面。当家庭或家庭某成员遭受疾病侵袭后，不仅使病员自身在生理心理上引发痛苦，而且也会对家庭其他成员带来劳动负担加重（如照顾病人）、对病人病情的担忧、畏惧病人病情加重恶化等精神心理压力。当然，这种压力与个人心理承受能力、文化背景、教育程度、家庭经济实力等多种因素有密切关系。二是增加家庭的经济负担。经济负担加大是疾病对家庭影响的又一个方面。经济压力直接关系到患者的就医行为、就医渠道、就医质量以及遵医行为。一般来说，病情轻、病程短、病势缓的病症对家庭经济负担的影响较小；病情重、病程久、病势重的病症对家庭经济负担的冲击较大。另外，家庭成员患病后，由于其劳动能力的下降，本身还可能会造成经济收入的减少。三是影响家庭的发展与完整性。当家庭成员遭受疾病侵袭时，必定会给该成员的身心健康带来伤害，影响家庭成员的生产和生活，增加家庭其他成员承担照顾病人的任务和劳动量，甚至影响家庭成员的家庭角色的正常发挥，破坏家庭功能。一些恶性、突发性急危重症还可能破坏家庭的连续性与完整性，甚至引发家庭解体，这是疾病对家庭影响的最严重后果。

家庭在其发展过程中不断出现的威胁家庭完整性、家庭的发展甚至生存的因素被称为生活压力事件。生活压力事件对家庭的结构和功能有较大的影响。若家庭不能妥善处理这些事件，家庭的功能势必会受到损害，造成家庭危机。家庭成员在遇到问题时，可以从家庭中获得资源支持，如经济支持、精神鼓励等，但也可能从家庭中遭遇困难、障碍甚至挫折，后者都可形成压力。例如疾病的康复往往与家庭的健康观念、就医行为等因素有关，尤其是居于家庭权力结构中核心地位的成员的价值观、健康观等，更是极大地影响患病成员的就医、康复等过程。

生活压力事件的压力大小是较难测量的，通常人们把在社会生活中所遭受的事件依据身体的承受力归纳并划分等级，以生活变化单位（LCU）为指标评分。一年内 LCU 超过 200 单位，发生身心疾病的概率很高；一年内 LCU 超过 300 单位，来年生病的可能性达 70%。

家庭危机是指家庭系统所出现持续的破坏、混乱或不能正常运作的状态。

家庭资源相对贫乏的核心家庭容易遭受各种危机的严重影响。引起家庭危机的常见原因有：家庭成员的增加，如孩子出生或孩子收养、寄养等；家庭成员的减少，如家庭成员离家或去世等；家庭内出现了较严重的不道德事件或违法事件，如入狱、被开除、婚外情、贪污贿赂等；家庭成员地位改变，如失业、失学、降职处分等；严重疾病影响家庭经济收入以及家庭周期改变等。

家庭危机是否发生，取决于生活压力事件的性质、大小、家庭资源的多寡，其中事件的性质是其决定因素。

家庭照顾是指全科医生在医疗实践中充分考虑服务对象的社会背景与家庭背景，考虑家庭对疾病发生、发展与康复的影响，以及通过对特定家庭的咨询、评估、干预等手段使家庭正常发挥其应有的功能，尽力满足患者及其家庭正常发展的需要。

全科医生应该始终关注家庭与个体健康之间的相互影响，既重视家庭价值观、权力中心、就医行为等对个体健康的影响，又关注个体健康对家庭功能的影响，始终视家庭为一个照顾单位，这种照顾模式即是以家庭为单位的健康照顾，包括咨询、教育、治疗、预防和家庭治疗等内容。

家庭是一个不断成长与发展的生活单位，全科医生应该视之为整体而提供相应的预防照顾。根据家庭生活周期预测家庭的主要问题，并由此提供预防性保健服务，促使家庭及其成员健康发展。根据预防的范围及其程度，一般将家庭预防分为三级。全科医生要将家庭照顾的三级预防贯穿始终，并取得家庭的积极参与。

家庭访视简称家访，是全科医生提供连续性、协调性、综合性、可及性及人性化照顾的重要服务方式，是全科医生主动服务于个人和家庭的重要途径。

家访的作用有以下几个方面：一是通过家访能够掌握患者及其家庭真实客观的家庭背景资料，找到问题的真正原因，做出正确的判断或诊断。二是能够接触到未就诊的患者和健康家庭成员，接触早期的健康问题或全面评价个人的健康危险因素，便于早发现、早诊断、早预防、早治疗。三是能够满足残疾人、老年人、长期卧床患者、不愿意住院患者等特殊患者及其家庭对医疗保健的需求。四是能够为家庭患者提供便利的指导，仔细观察和监督患者的遵医行为，提高疾病康复率和患者生活质量。五是能够切实了解患者对治疗的反应和对医生服务态度、服务质量的建议，有利于构建和谐的医患关系。

按照家访的目的，可将家访分为三类，即评估性家访、连续照顾性家访、急诊性家访。

从目前来看，家访的适应证主要有以下几种情况：某些急症患者、行动不便者、有心理社会问题的患者；遵医行为较低的患者；初次接诊的新患者；患多种慢性病的老年人、临终的患者及其家庭；有新生儿的家庭等。

家庭生活周期是指家庭遵循社会与自然的规律所经历的产生、发展与消亡的过程。可将家庭生活周期分为新婚、第一个孩子出生、有学龄前儿童、有学龄儿童、有青少年、孩子离家创业、空巢、退休八个阶段。家庭生活周期的每个阶段都有其独特的家庭问题，全科医生应该据此提供相应的照顾，详见表 4-1。

表 4-1　不同家庭生活周期的主要家庭问题及健康照顾重点

阶段	定义	主要家庭问题	健康照顾重点
新婚	男女结合	性生活协调和计划生育；稳定婚姻关系；双方互相适应及沟通；适应新的亲戚关系；准备承担父母角色	婚前健康检查；性生活指导；计划生育指导；心理咨询
第一个孩子出生	最大孩子介于 0～30 个月	父母角色适应；经济压力增加；生活节律变化；养育和照顾幼儿；母亲产后恢复	母乳喂养；哺乳期性指导；新生儿喂养；预防接种；婴幼儿营养与发育
有学龄前儿童	最大孩子介于 30 个月～6 岁	儿童的身心发展问题；安全保护问题；上幼儿园的问题	合理营养；监测和促进生长发育；疾病防治；形成良好的习惯；防止意外事故
有学龄儿童	最大孩子介于 6～13 岁	儿童的身心发展；上学与学业问题；性教育问题；青春期卫生	学龄期儿童保健；引导正确应对学习压力；合理“社会化”；防止意外事故
有青少年	最大孩子介于 13～30 岁	青少年的教育与沟通；与父母代沟问题、社会化问题；青少年性教育及与异性交往、恋爱	防止意外事故；健康生活指导；青春期教育与性教育；防止早恋早婚
孩子离家创业	最大孩子离家至最小孩子离家	父母与子女的关系；有孤独感；疾病开始增多；重新适应婚姻关系；照顾高龄父母	心理咨询；消除孤独感；定期体检；更年期保健
空巢期	父母独处至退休	重新适应两人生活；计划退休后的生活；疾病问题	防止药物成瘾；防范意外事故；定期体检；改变不健康的生活方式
退休	退休→死亡	适应退休生活；经济收入下降；生活依赖性增强；面临老年病、衰老；丧偶、死亡	慢性病防治；孤独心理照顾；提高生活自理能力；提高社会生活能力；丧偶期照顾；临终关怀

家庭咨询是以家庭为单位健康照顾的一个重要内容。家庭咨询的对象是整个家庭，而不是家庭中的某个人，是所有成员共同面临的问题。引起家庭问题的根本原因往往是家庭成员间的交往方式问题，当然，缺乏知识、缺乏技能、认知错误、感情危机和遭遇紧张事件等其他原因也可能导致家庭问题的出现。家庭咨询的内容常常包括家庭遗传学、婚姻、家庭关系、家庭生活、子女教育、患病成员的家庭照顾以及严重的家庭功能障碍等各个方面。

家庭病床是以家庭为单位健康照顾的又一个重要形式，服务对象是各种在家里进行治疗护理的患者。家庭病床最大的优点是方便患者，使患者在自己家中就能得到治疗和护理。家庭病床的病种多数是慢性病和老年病，其中老年病占 70% 左右。对于病情复杂、严重、多变的患者仍需要到医院治疗，家庭病床不能取代医院病床。

家庭病床开展的服务项目主要有送医送药、打针输液、吸氧、换药、导尿、胸腹腔穿刺抽液、针灸、推拿、心电图检查、X 线检查、家庭特需护理、临终关怀服务等。亦可设立电话健康咨询热线，对家庭保健及健康网络患者进行健康教育。家庭病床的设置不是随便的，而是有着建床条件、建床指征、严格执行规范的建床程序的。

家庭病床的建立能够为患者就医提供方便，有利于减轻社会及家庭的经济负担，有利于疾病的康复，有利于合理地利用卫生资源，有利于向社会提供更多的护理服务，有利于向社会传播卫生知识，有利于发展社区卫生服务。

家庭治疗是以家庭为单位健康照顾的重要内容之一。家庭治疗是指对家庭的功能、角色、互动模式的调适，涉及心理、行为问题的治疗。家庭治疗以家庭为对象、以解决家庭危机为宗旨，通过对家庭所有成员的协调，达到家庭和谐，维护家庭功能的正常运转。

有些棘手的家庭问题，需要专业的家庭治疗，需要对家庭进行疏导，并要求整个家庭参与。对家庭危机的治疗，取决于压力事件的性质及医生可能介入的程度。并非所有家庭医生都能把家庭治疗做得很好，参与家庭治疗需要经过专业的、系统的家庭治疗训练，需要有深厚的心理学知识背景及资深的人生阅历，还需要掌握精神分析方法等一系列技能。因此全科医生可量力而行，尽力而为，谨慎行事。

家庭评估是指针对原因不明、与家庭相关的个体和家庭健康问题进行评估，其目的和意义是了解家庭的结构、家庭所处的家庭生活周期阶段、家庭资源和家庭功能等，进一步分析家庭存在的健康问题，以及在照顾患者健康问题过程中可以利用的家庭资源等。全科医疗中经常应用的家庭评估方法及工具有：家庭基本资料的收集、家系图、家庭圈、家庭关怀度指数、家庭 FACES 量表、ECO-MAP 图等。其中，家庭基本资料、家系图和家庭圈常被记录在家庭健康档案中，是全科医生最常使用的家庭评估方法与工具。

家庭基本资料的收集是全科医生做家庭评估最为常用、最为简便的方法。家庭基本资料包括家庭环境、家庭基本情况、家庭经济状况、家庭健康生活方式等。

家系图是以符号的形式来描述家庭结构、家庭关系、家庭成员疾病及有无家庭遗传联系、家庭重要事件等资料的树状图谱。家系图绘制的基本原则如下：长辈在上，晚辈在下；同辈中，长者在左，幼者在右；夫妻中，男在左，女在右。可以在每个家庭成员的符号旁边注明姓名、年龄或出生日期、重大生活事件、主要疾病和健康问题等。

家庭圈是由家庭成员自己绘制的关于家庭结构与家庭关系的圆（圈）形图，主要反映一个家庭成员对家庭关系的感性认识、情感倾向、家庭成员间关系的亲密及疏远程度等。其绘制方法是，先让患者画一个大圆圈，然后在大圈内画上若干个小圈，大圈代表家庭，小圈代表患者和患者认为最重要的家庭成员，小圈本身的大小代表权威或重要性的大小，小圈之间的距离代表家庭成员之间的亲密度。

（肖文冲　周卫凤）

二、实训指导

实训五　家庭访视与家庭评估

一、家庭访视与家庭评估

（一）实训目的

1. 熟悉访视程序和访视技巧，了解家庭访视过程中应对医疗风险的原则。

2. 熟悉家庭评估和制订家庭健康计划的步骤与方法。

3. 掌握家系图的画法。

4. 提高人际沟通的能力。

（二）实训地点

社区某居民家中。

（三）实训内容

1. 家庭类型评估：包括核心家庭、直系家庭、主干家庭、单亲家庭等。

2. 家庭生活周期评估：确定该家庭处于家庭生活周期的哪个阶段。

3. 家庭评估：绘制家庭圈和家系图；采用家庭功能评估问卷（APGAR 量表）综合评估家庭功能。

4. 观察并掌握家庭访视过程中的人际沟通技巧。

（四）实训形式

每3～5人为一个小组，由实训教师带领，进入居民家庭实施家庭访视。

（五）实训步骤

1. 准备前往阶段：从社区居民健康档案中抽取一份家庭档案，查阅户主姓名及联系方式，打电话预约被访视对象，确认家庭需要访视的原因、是否愿意接受家访等，并了解到达的路线。从出发至到达家庭过程中，观察评估家庭的邻里和社区环境等情况。

2. 进入家庭阶段：努力与被访视家庭建立良好的人际关系，取得家庭的信任，并观察家庭内的基本情况。

3. 访视实施阶段：通过语言交流、现场观察和问卷调查等，进行家庭类型评估、家庭周期评估、家庭功能评估和家庭成员居家环境安全评估等。

4. 访视结束阶段：在本次访视结束后，写出访视报告，并预计是否需要下一次家访，并做好预约准备。填写家访记录并进行家访工作总结。

（六）实训要求

1. 书写一份家庭访视报告，内容包括：

(1) 家庭基本情况及家系图描绘。

(2) 健康问题目录与描述（包括个人与家庭两部分）。

(3) 健康管理计划与措施。

2. 讨论以下内容：

(1) 教师张某刚退休，现与早她2年退休的丈夫相依为伴，试分析该家庭将会面临什么问题或压力？

(2) 居民吴某，为了让儿子接受更好的教育，夫妻俩节衣缩食、筹措费用送儿子出国读研究生，现在家中只剩下夫妇两人，问该家庭处于家庭生活周期的哪一个阶段？此阶段应该重点关注和解决哪些家庭问题？

（七）参考学时

2～4学时。

家庭访视记录参考格式详见表4-1。

表4-1　××家庭访视记录

访视时间：20____年____月____日　户主姓名：________	参加人员：____________
家庭地址：______市______区（县）______街（路）______社区	记录人员：____________
内容： 1. 家庭基本情况 2. 家系图和家庭圈 3. 主要问题及其原因 4. 处理计划及措施	

二、家庭访视——某社区儿童生长发育情况调查

（一）实训目的

1. 了解儿童生长发育的规律。
2. 熟悉儿童常见疾病的防治策略与方法。
3. 熟悉儿童心理学特征及基本指标的测量方法。

（二）实训地点

社区居民家中。

（三）实训内容

1. 随机选择两个（6～12岁）儿童了解生长发育状况；
2. 为受访儿童测量身高、体重、听力、视力、嗅觉等，并做好记录；
3. 询问该年龄段的相关生长发育问题及学习情况，了解儿童智力发育情况。

（四）实训形式

每3～5人分为一个小组，由实训教师带领，进入居民家庭实施家庭访视。

（五）实训步骤

1. 做好访视前的准备工作：如问卷等；

2. 选择合适的时机与方式与目标儿童交流，可赠送小礼品或学习用品，以取得儿童的配合；

3. 针对儿童在交流过程中可能出现的问题，采取针对性措施，要进行耐心沟通，保持微笑，表情和蔼可亲；

4. 填写调查问卷；

5. 需要家庭配合训练的项目，必须详细清晰地告知家长。

（六）实训要求

1. 填写调查问卷（详见表4-2）。

2. 学会关心儿童成长，学会与儿童交流。

（七）参考学时

2学时。

社区儿童生长发育情况调查报告

姓名：______________　班级：______________　学号：______________　成绩：______________

表4-2　儿童家庭访视登记表

<table>
<tr><td>姓名</td><td></td><td>性别</td><td></td><td>家庭人口</td><td>人</td><td>民族</td><td></td></tr>
<tr><td>年级</td><td></td><td>年龄</td><td>岁</td><td>就读学校</td><td colspan="3"></td></tr>
<tr><td>身高</td><td>CM</td><td>体重</td><td>KG</td><td>班级人数</td><td>人</td><td>排名</td><td>名</td></tr>
<tr><td>父亲职业</td><td></td><td>爱好</td><td></td><td>个人特长</td><td colspan="3"></td></tr>
<tr><td>母亲职业</td><td></td><td>爱好</td><td></td><td>家庭住址</td><td colspan="3"></td></tr>
<tr><td colspan="4" rowspan="3">家庭集体活动项目主要有：</td><td>家庭经济收入（月）</td><td colspan="3">元</td></tr>
<tr><td>家庭经济来源</td><td colspan="3"></td></tr>
<tr><td>个人平均消费（月）</td><td colspan="3">元（注：儿童）</td></tr>
<tr><td rowspan="3">视力</td><td colspan="3">左（裸眼）：</td><td colspan="4">听力：</td></tr>
<tr><td colspan="3">右（裸眼）：</td><td colspan="4">嗅觉：</td></tr>
<tr><td colspan="3">色弱或色盲：</td><td colspan="4">语言：</td></tr>
<tr><td rowspan="6">体格检查</td><td>头部</td><td colspan="2">五官：</td><td colspan="2">形态：</td><td colspan="2">头发：</td></tr>
<tr><td>颈项</td><td colspan="2">活动度：</td><td colspan="4">淋巴结：</td></tr>
<tr><td>胸部</td><td colspan="6"></td></tr>
<tr><td>腹部</td><td colspan="6"></td></tr>
<tr><td>四肢</td><td colspan="6"></td></tr>
<tr><td>皮肤</td><td colspan="6"></td></tr>
<tr><td colspan="2">个人梦想</td><td colspan="6"></td></tr>
<tr><td colspan="2">家庭功能</td><td colspan="6"></td></tr>
<tr><td colspan="2">成员健康状况</td><td colspan="6"></td></tr>
<tr><td colspan="2">其他信息</td><td colspan="6"></td></tr>
</table>

（肖文冲）

三、习题集

（一）选择题

1. 美国批准家庭医学为第20个医学专业是在哪一年：

A. 1969年　　B. 1986年　　C. 1972年

D. 1993年　　E. 1997年

2. 世界全科/家庭医生组织（WONCA）成立于哪一年：

A. 1969年　　B. 1986年　　C. 1972年
D. 1993年　　E. 1992年

3. 以下对“以家庭为单位的健康照顾”描述最佳的是：

A. 全科医生将家庭访视作为其日常工作中的最主要内容
B. 全科医生必须为社区内所有家庭建立家庭健康档案
C. 全科医生负责管理每个家庭所有成员疾病的诊疗及康复
D. 全科医生应利用家庭资源进行健康与疾病的管理
E. 全科医生在接诊病人时首先应了解并记录其家庭情况

4. 全科医生的工作方式，不包括：

A. 以人为中心提供照顾　　B. 以家庭为单位提供照顾
C. 提供机会性预防服务　　D. 主要提供急诊和住院服务
E. 以团队的形式提供所需的服务

5. 全科医疗中病人管理的原则不包括：

A. 充分利用社区和家庭资源对病人进行合理的处置
B. 向病人详细解释病情、治疗的内涵和预期的结果
C. 治疗要考虑副作用和价格
D. 考虑伦理学的相关问题
E. 不使用现代医学以外的医疗方法

6. 关系健全的家庭不包含以下哪项关系：

A. 血缘关系　　B. 感情关系　　C. 经济关系
D. 朋友关系　　E. 社会化关系

7. 由一对已婚子女及其父母、未婚子女所构成的家庭称为：

A. 核心家庭　　B. 主干家庭　　C. 联合家庭
D. 传统家庭　　E. 现代家庭

8. 通常来讲，以下哪类家庭的关系最复杂：

A. 核心家庭　　B. 单亲家庭　　C. 主干家庭
D. 联合家庭　　E. 单身家庭

9. 一般而言，哪类家庭对儿童成长最不利：

A. 核心家庭　　B. 单亲家庭　　C. 主干家庭
D. 联合家庭　　E. 群居家庭

10. 图中虚线内3人组成的家庭属于哪类家庭：

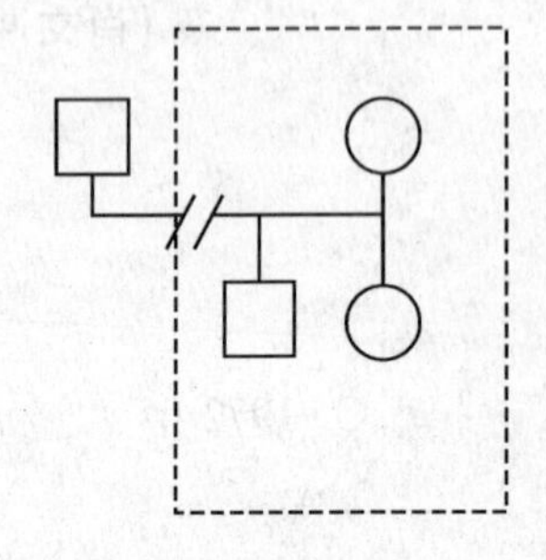

A. 核心家庭　　B. 单亲家庭　　C. 主干家庭
D. 联合家庭　　E. 混合家庭

11. 图中虚线内4人组成的家庭属于哪类家庭：

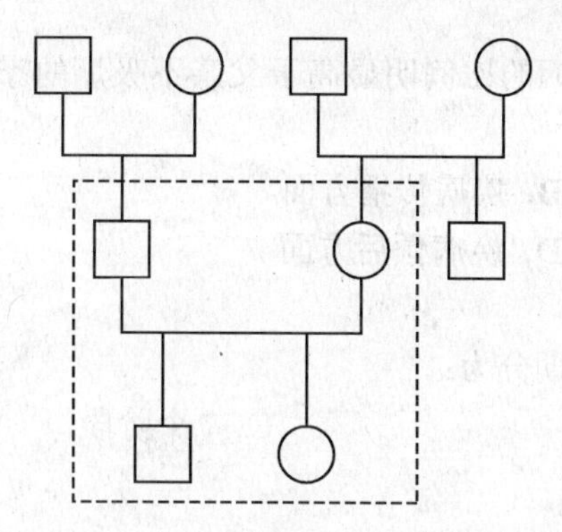

A. 核心家庭　　B. 单亲家庭　　C. 主干家庭
D. 联合家庭　　E. 混合家庭

12. 家庭的内在结构不包括：
A. 家庭角色　　B. 家庭人数　　C. 权力结构
D. 沟通类型　　E. 价值观

13. 一般发生在家庭功能不良晚期的沟通障碍是：
A. 情感性沟通　　B. 机械性沟通　　C. 掩饰性沟通
D. 代替性沟通　　E. 直接性沟通

14. 某家庭历来都由男性掌握家政大权，这个家庭属于哪种权力结构：
A. 工具权威型　　B. 感情权威型　　C. 分享权威型
D. 传统权威型　　E. 转换权威型

15. 决定家庭成员的就医、遵医行为和生活方式形成的是：
A. 家庭评估　　B. 家庭照顾　　C. 家庭功能
D. 家庭健康观　　E. 家庭访视

16. 下列哪项不是家庭的基本功能：
A. 抚养或赡养功能　　B. 满足情感需要
C. 社会化　　D. 经济功能
E. 预防疾病

17. 一个8岁男孩，一向受到家里父母、祖父母的宠爱，他一不称心就大发脾气、打人、摔东西，家人也只好多哄哄他。如今，他在学校里也常大闹，致使老师、同学都不喜欢他。该家庭哪项功能最成问题？
A. 社会化　　B. 满足情感需要
C. 抚养或赡养　　D. 满足生殖和性需要
E. 赋予成员地位

18. 家庭对健康与疾病的影响不包括：
A. 疾病遗传方面　　B. 儿童发育方面
C. 血液类型方面　　D. 疾病传播方面

E. 生活方式方面

19. 在下列哪个儿童发育期，家庭要尽量避免与孩子的长期分离：

A. 0～3个月　B. 3个月～1岁　C. 1～3岁

D. 3个月～5岁　E. 3～5岁

20. 有调查显示，父亲吸烟的家庭，其孩子吸烟的比例明显高于父亲不吸烟的家庭，这是家庭对健康哪方面的影响：

A. 遗传方面　B. 疾病传播方面

C. 成人发病与死亡方面　D. 疾病预后方面

E. 生活方式与行为方面

21. 根据家庭的不同发展时期，将家庭生活周期分为：

A. 3个阶段　B. 6个阶段　C. 7个阶段

D. 8个阶段　E. 10个阶段

22. 不属于家庭生活周期发展阶段的是：

A. 新婚期　B. 学龄期　C. 恋爱期

D. 退休期　E. 空巢期

23. 以下哪项不是青少年期的特点：

A. 第二性征明显　B. 身高、体重快速增加

C. 开始追求独立、自我认同　D. 因上学与父母分离而产生焦虑

E. 好冒险，但心理与行为尚不成熟

24. 家人对成员的关怀及精神支持，属于：

A. 经济支持　B. 维护支持　C. 医疗支持

D. 结构支持　E. 爱的支持

25. 青少年性行为是哪类常见的家庭危机：

A. 意外事件引发的　B. 家庭发展伴随的

C. 家庭外在的结构问题　D. 家庭内在的结构问题

E. 与照顾有关的问题

26. 家庭评估的主要目的是：

A. 了解家庭的结构和功能状况　B. 进行家庭生活干预

C. 了解家庭发展历史　D. 了解病人的家庭矛盾

E. 了解家庭的人际关系

27. 家系图是：

A. 对家庭结构、遗传史及重要事件的描述

B. 对家庭功能进行描述

C. 描述家庭生活周期

D. 描述家庭资源

E. 对家庭人际关系情感的描述

28. 家系图一般由几代组成：

A. 二代　B. 三代　C. 四代　D. 五代　E. 没规定

29. 以下关于家系图描写错误的是：

A. 一般由三代组成　B. 长辈在上，子辈在下

C. 同辈中，长者在右，幼者在左　　D. 夫妇双方的家庭都应包含在内
E. 一般可在5～15分钟内完成

30. 一对夫妇，孩子刚一岁半，妻子产后月经总是不规则并且淋漓不止，夫妻性生活几乎没有。夫妻除关于照顾孩子的问题，其他一般不太交流。该家庭目前最主要的沟通障碍是：
A. 情感性沟通　　B. 机械性沟通　　C. 掩饰性沟通
D. 代替性沟通　　E. 直接性沟通

31. 家庭圈反映的是：
A. 家庭问题　　B. 家庭破裂　　C. 家庭危机
D. 家庭压力　　E. 家庭结构与关系

32. 有一位25岁的女青年，个性非常男性化，恋爱屡遭挫折，心理咨询发现，父母在她1岁时就离婚了，其由父亲带大，父亲一直没再娶。这是家庭对健康与疾病哪方面的影响：
A. 遗传方面　　B. 儿童发育方面
C. 成人发病与死亡方面　　D. 疾病预后方面
E. 生活方式与行为方面

33. 对患慢性病或行为受限的病人提供定期持续性的家访是属于：
A. 评估性家访　　B. 随机性家访
C. 连续照顾性家访　　D. 急诊性家访
E. 干预性家访

34. 由家庭所在的社会文化传统“规定”而形成的权威，属于：
A. 传统权威型　　B. 工具权威型　　C. 分享权威型
D. 情感权威型　　E. 供养权威型

35. 家庭资源理解错误的是：
A. 家庭资源的缺乏可导致家庭危机　　B. 家庭资源仅来源于家庭成员
C. 家庭资源可表现为物质资源　　D. 家庭资源可表现为精神资源
E. 家庭资源可分为内、外两种

36. 对家庭生活周期理解正确的是：
A. 家庭自身产生、发展与消亡的过程
B. 家庭生活周期的各个阶段是连续的，家庭不可以在任意阶段开始或结束
C. 恋爱和丧偶不属于家庭生活周期
D. 每个家庭都会经历家庭生活周期的各个阶段
E. 家庭可以在家庭生活周期的某个阶段开始或结束

37. 有关家庭角色的描述不正确的是：
A. 家庭角色反映了家庭成员在家庭中的位置
B. 家庭角色的改变与社会潮流、文化背景有关
C. 家庭角色功能的优劣是影响家庭功能的重要因素
D. 良好的家庭角色转换功能并不体现较好的家庭角色功能
E. 全科医生对家庭角色应有良好的判断能力

38. 有关家庭评估理解正确的是：
A. 家庭评估是对家庭结构的一种分析
B. 家庭关怀度指数反映出家庭成员对家庭功能的主观满意度

C. 家庭圈多用于家庭功能可能处于严重失调的家庭的评估
D. 家系图属于家庭评估类型中的主观评估
E. 家庭评估系指由全科医生对病人家庭做的主观评估

39. 编制家系图时，其基本设计应为：
A. 含三代或三代以上
B. 在家系图上应标明家庭中出现的各种压力事件和发生的时间
C. 子女应按年龄大小依次从左向右排列
D. 夫妻应男在左，女在右，并标明婚姻的状况
E. 包括以上全部内容

40. 张先生，69 岁，确诊为高血压病，全科医生要对他提供长期照顾。经了解，患者有三儿一女，现与其妻子、大儿子、儿媳和 6 岁的孙子一起生活。
该家庭类型属于：
A. 核心家庭　　B. 主干家庭　　C. 复式家庭
D. 同居家庭　　E. 特殊家庭

（二）填空题

41. 家庭咨询的作用有：________、________、________和________。
42. 家庭评估的常用工具有________、________、________和________等。

（三）术语解释

43. 角色学习：
44. 家庭生活周期：
45. 以家庭为单位的健康照顾：
46. 生活压力事件：
47. 家庭危机：

（四）思考题

48. 简述各个家庭生活周期的主要家庭问题及全科医生的照顾重点。
49. 请描绘你的家系图和家庭圈。
50. 简述家庭对健康的影响和疾病对家庭的影响。

（肖文冲）

第五章

以社区为范围的健康照顾

一、学习要点

费孝通将社区定义为:“社区是若干社会群体(家庭、氏族)或社会组织(机关、团体)聚集在某一地域里所形成的一个生活上相互关联的大集体。”社区具有五个基本要素，其中人群和地域是其两个关键要素。现代医学认为，影响社区人群健康的主要因素包括环境因素、行为生活方式、生物因素和健康照顾系统等。社区对于人的身心健康及社会化有着明显的作用和影响。社区资源是全科医生开展以社区为范围的健康照顾，制订社区保健计划的重要依据。社区中的健康问题也涉及社区人群的方方面面，社区常见健康问题既是全科医学的研究内容，也是全科医疗服务的主要内容，全科医生通过了解社区常见的健康问题，为社区的全体居民提供综合性、连续性、可及性、协调性卫生保健服务，可把这些常见的健康问题解决在社区。

社区诊断就是把社区作为一个被照顾者，用流行病学、卫生统计学、社会医学、心理学等定性和(或)定量的方法收集并分析资料，明确社区及其与健康相关的特征，并掌握社区卫生服务资源的过程。社区诊断是制订社区卫生干预计划的基础。社区诊断常采用定性研究和定量研究相结合的方法。

以社区为范围的健康照顾是指在政府领导、社区参与、上级卫生机构指导下，以基层卫生机构为主体，全科医生为骨干，合理使用社区资源和适宜技术，以人为中心、家庭为单位、社区为范围，以妇女、儿童、老年人、慢性病患者、残疾人为重点，以解决社区主要卫生问题、满足基本卫生服务需求为目的，融预防、医疗、保健、康复、健康教育、计划生育技术服务等为一体的基层卫生服务。全科医生应根据以社区为范围的健康照顾的特点、基本原则、内容和方式，将以社区为范围健康照顾的工作落到实处。

COPC 是基层医疗的一种模式，是传统的公共卫生与临床医学实践的结合，为以社区为范围的健康照顾提供了一种新的服务模式。COPC 是指将以个人为单位、治疗为目的的基层医疗与以社区为范围、重视预防保健的社区医疗两者有机地结合的基层医疗实践，即在基层医疗中，重视社区、环境、行为等因素与个人健康的关系，把服务的范围由狭小的临床医疗扩大到以流行病学和社区的观点来提供照顾。COPC 是基层医疗的服务形式之一，其内涵包括三个方面：一是把握社区居民健康问题及其背景；二是将个体与群体健康照顾融为一体；三是合理充分地利用社区资源。COPC 的基本特征主要体现在：①将流行病学、社区医学的理论和方法与临床技能有机地结合；②开展的项目是为社区全体居民健康负责；③通过社区诊断确定社区健康问题及其主要特征；④根据问题解决的优先原则，制订可行的解决方案；⑤社区参与：充分发挥了全科医生作为社区健康协调者的角色，动员社区资源参与 COPC 实施；⑥同时关心就医者和未就医者；⑦保证医疗保健服务的可及性和连续性。实施 COPC 必须具备三个基本要素；COPC 的实施过程包括五个步骤。

二、实训指导

实训六　社 区 诊 断

(一) 实训目的

1. 了解社区居民的基本健康信息、社区卫生诊断报告格式和主要内容。

2. 熟悉入户调查的常用方法、程序与技巧。

3. 掌握社区诊断的意义。

(二) 实训地点

1. 社区卫生服务中心、社区居民家中。

2. 具体地点为:________市________区（县）________街（路）________社区。

(三) 实训内容

1. 通过参观和教师讲解，了解社区卫生服务中心所在社区居民的健康状况。

2. 了解社区主要健康问题及其顺位，收集社区居民的基本健康信息。

3. 尝试使用居民问卷调查的方法进行入户调查。

4. 了解社区卫生诊断报告书写的格式与内容。

(四) 实训形式

1. 学生分小组到社区卫生服务中心，教师对社区诊断的意义和方法进行初步的讲解，带领学生观看以往社区的诊断报告。

2. 学生分若干小组到社区居民家中进行入户问卷（见本次实训的表 5-1）调查，收集居民健康信息资料，将多个小组的资料汇总后，尝试拟定社区诊断报告的主要内容，并向小组报告。

(五) 实训步骤

1. 学生分成若干小组，每组选定组长，在教师带领下入户调查收集资料。

2. 根据收集资料，拟定社区诊断报告的主要内容。

3. 各组派代表报告本小组社区诊断情况，教师作出指导并进行现场点评和总结。

4. 教师演示该社区以往的社区诊断报告的内容及其格式。

(六) 实训要求

1. 每组上交一份社区诊断报告，具体内容详见本次实训的表 5-2。

2. 讨论以下内容:

(1) 你认为社区诊断的意义有哪些？

(2) 针对社区居民的主要问题，采取哪些措施可以干预？

(3) 你认为入户调查的技巧是什么？应该注意哪些问题？

(七) 参考学时

4～6 学时。

居民个人健康调查表详见表 5-1，社区诊断报告格式见表 5-2。

表 5-1　居民个人健康调查表

编号□□□□□□□□□

（15 岁及以上成人适用）

户主姓名________________　户口地址________________________

本人姓名__________　现住地址____________　身份证号________________

与户主关系__________　①户主②配偶③子女④孙子女⑤父母⑥兄弟⑦姐妹　□

联系电话__________　邮编____________

工作单位____________________

1. 出生日期：______年______月______日　□□□□□□□□□

2. 性别　(1)男性　(2)女性　□

3. 民族　(1)汉　(2)其他　□

4. 婚姻状况　(1)未婚　(2)已婚　(3)再婚　(4)离婚　(5)丧偶　□

5. 文化程度　(1)文盲　(2)小学　(3)初中　(4)高中或技校　(5)中专　(6)大专　(7)本科及以上　□

6. 职业状况　(1)工人　(2)农民　(3)科技　(4)行政干部　(5)金融财务　(6)商业服务
(7)教师　(8)医务　(9)新闻、文艺、出版　(10)体育　(11)司机　(12)家务
(13)离退休　(14)其他　□

7. 医药费用承担　(1)公费　(2)基本医疗保险　(3)合作医疗　(4)劳保　(5)自费
(6)其他(请注明________)　□

8. A. 是否经常在以下医疗单位就诊　(1)否　(2)是

个体开业	□	社区卫生服务中心(站)	□
门诊部、所	□	街道医院(乡镇医院)	□
区县医院	□	市级医院	□
部队医院	□	职工医院	□
专科医院	□	其他(请注明________)	□

B. 到该单位就诊原因　(1)否　(2)是

合作单位	□	离家近、方便	□
医方技术好	□	服务态度好	□
设备好	□	收费合理	□

其他(请注明________)

C. 上年就诊次数(填具体次数________)　□□

9. A. 你是否吸烟　(1)否　(2)是　(3)已戒　□

B. 如吸烟，哪年开始吸烟的？________年　□□□□

C. 吸烟量　(1)偶尔　(2)每周 1 盒　(3)每周 2 盒　(4)两天 1 盒　(5)一天 1 盒
(6)一天 2 盒以上　□

D. 哪年戒烟的？________年　□□□□

10. A. 您是否经常饮酒？(1)否　(2)是　(3)已戒　□

B. 如饮酒，从开始饮酒到现在有________年　□□

C. 每月饮各类酒相当 60℃白酒量　(1)1 斤以下　(2)1～1.9 斤　(3)2～3.9 斤　(4)3 斤以上　□

D. 哪年戒酒的？________年　□□□□

11. A. 您是否有药物依赖(药瘾)　(1)否　(2)是　□

B. 具体药物　(1)安定类　(2)安眠类　(3)吗啡类(4)其他(请注明________)　□

C. 每日服量________片　□□

12. 您的饮食习惯　(1)否　(2)是

喜甜食　□　喜咸食　□

经常吃油炸食物　□　经常吃过热食物　□

13. A. 您是否经常进行体育锻炼　(1)否　(2)是　□

B. 参加体育锻炼年数________年　□□

C. 锻炼的类型　(1)步行、骑自行车　(2)太极拳、气功及武术　(3)舞蹈及体操　(4)球类　(5)跑步　(6)其他(请注明________)　□

D. 参加体育锻炼次数　(1)每周<3次　(2)每周3次　(3)每周>3次　(4)不规律运动　□

E. 每次活动时间　(1)<20分钟　(2)>20分钟　□

14. A. 您认为自己现在的健康状况怎样？(1)很好　(2)一般　(3)体弱　(4)很差　(5)长期卧床　□

B. 与同年龄的人比较，您认为自己的健康状况是　(1)很好　(2)差不多　(3)较差　□

C. 与一年前比较，您认为自己现在的健康状况是　(1)很好　(2)差不多　(3)较差　□

D. 您对自己的健康状况是否满意？(1)很满意　(2)满意　(3)不太满意　(4)很不满意　□

15. A. 两年内您是否做过全面的健康检查　(1)否　(2)是　□

B. 未做过检查的原因　(1)无人通知检查　(2)不知道需要检查　(3)不愿意检查　(4)其他(请注明________)　□

16. 目前个人居住情况　(1)独自居住　(2)与配偶一起居住　(3)与子女、孙辈一起居住　(4)与配偶、子女一起居住　(5)与其他人一起居住(请注明________)　□

17. 身高(cm)　□□□.□　体重(kg，精确到0.2kg)　□□□.□

18. 腰围(cm)　□□□　臀围(cm)　□□□

19. 血压收缩压值(mmHg)　□□□　舒张压值(mmHg)　□□□□

20. 视力　左眼　□.□　右眼　□.□

21. 尿糖　(1)-　(2)±　(3)+　(4)++　(5)+++　(6)++++　□

22. A. 15～64岁妇女两年内是否做过乳房检查　(1)否　(2)是　(3)发现问题(请注明________)　□

B. 做过检查　(1)临床检查　(2)红外线　(3)钼钯　(4)B超　(5)其他(请注明________)　□

未做过检查的原因　(1)无人通知检查　(2)不知道需要检查　(3)不愿意检查　(4)其他(请注明________)　□

23. A. 已婚妇女两年内是否做过子宫颈癌细胞刮涂片检查　(1)否　(2)是　□

B. 未做过检查原因　(1)无人通知检查　(2)不知道需要检查　(3)不愿意检查　(4)其他(请注明________)　发现问题(请注明________)　□

24. 您是否存在伤残和功能障碍　(1)否　(2)是

肢体伤残　□　听力障碍　□

精神障碍　□　全聋　□

视力障碍　□　咀嚼障碍　□

完全失明　□　其他(请注明________)　□

25. 家族史(只限于亲生父母)　(1)无　(2)是　(3)不详

	父母		父母
高血压	□□	恶性肿瘤	□□

冠心病 □□　　精神疾病 □□
脑卒中 □□　　青光眼 □□
糖尿病 □□　　其他（请注明________） □□

26. 个人主要病史　（1）无　（2）是　（3）不详

高血压 □　　恶性肿瘤 □
冠心病 □　　慢性支气管炎 □
脑卒中 □　　肺心病 □
糖尿病 □　　白内障 □
心肌梗死 □　　青光眼 □
高脂血病 □　　骨关节病 □
肺结核 □　　其他（请注明________） □

27. 老年行为能力调查（≥60 岁老人填写）（1）无困难、不需要别人帮助　（2）自己有些困难　（3）自己很困难　（4）完全依赖别人

洗澡 □　　购物 □
穿衣 □　　洗衣 □
吃饭 □　　做饭菜 □
上厕所 □　　打电话 □
室内运动 □　　自理经济 □
上楼梯 □　　能走完 200～300m □
能独立坐汽车 □

28. 目前您需要哪些服务？（1）健康咨询　（2）饮食指导　（3）体格检查　（4）家庭病床　（5）上门护理、康复服务　（6）其他（请注明________） □

29. A. 您家平均每人每月用于饮食的费用是多少元？（1）<150 元　（2）150～299.99 元　（3）300～499.99 元　（4）500～599.99 元　（5）≥600 元 □

B. 占人均总支出的比例是：（1）<20%　（2）20%～39%　（3）40%～59%　（4）60%～79%　（5）>80% □

30. 家庭住房　A. 类型　（1）普通楼房　（2）高层楼房　（3）砖瓦平房　（4）木棚、土坯平房　（5）其他（请注明________） □

B. 面积　人均住房面积________平方米 □□

31. 燃料使用情况　（1）电　（2）煤气天然气　（3）煤　（4）燃油　（5）柴草　（6）其他（请注明________） □

32. 饮水情况　（1）自来水　（2）二次供水（高层水箱）　（3）手压机井水　（4）江河湖水　（5）其他（请注明________） □

33. 厕所　A. 类型　（1）水冲式　（2）深坑或免水冲　（3）无厕所　（4）其他（请注明________） □

B. 使用情况　（1）只限本户　（2）几户合用　（3）公共厕所 □

34. 您家离最近医院（社区卫生机构）的距离（公里）　（1）不到 1km　（2）1km　（3）2km　（4）3km　（5）4km 以上 □

调查员姓名________单位________调查日________

表 5-2　×× 社区卫生服务中心社区诊断报告

一、相关资料来源
二、社区的基本情况
三、社区人群一般情况及健康状况
（一）社会人口学特征
1. 人口总数、总户数、性别情况
2. 年龄、婚姻、文化程度构成
3. 职业、医疗费用负担形式及构成
（二）社区居民健康状况
1. 慢性病患病情况及顺位
2. 居民死因构成及顺位
3. 社区居民卫生服务需要、需求与利用情况
4. 影响居民健康状况的因素
四、社区的资源与潜力
五、管理和政策诊断
六、社区的主要卫生问题及优先解决问题的顺序
1. 社区的主要问题
2. 优先解决问题的顺序

三、习题集

（一）选择题

A1 型题

1. 关于社区诊断，叙述不正确的是：
   A. 社区诊断又称社区需求评估
   B. 社区诊断与流行病学诊断没有区别
   C. 了解居民的卫生需求属于社会学诊断的内容
   D. 社区诊断的目的在于明确需优先解决的卫生问题
   E. 社区诊断要了解现有的社区发展政策
2. 社区诊断的重点是：
   A. 明确社区内最难解决的健康问题
   B. 了解社区可利用的资源
   C. 确定社区内需优先解决的卫生问题
   D. 了解社区解决卫生问题的能力
   E. 为政府及卫生行政部门等制订社区卫生相关政策提供重要依据
3. 社区诊断的资料来源不包括：
   A. 健康档案记录　　B. 社区出生登记资料
   C. 询问病史　　D. 横断面调查资料
   E. 环境监测记录
4. 基层医疗的特征不包括：
   A. 负责性　　B. 间断性　　C. 综合性
   D. 可及性　　E. 协调性

5. 某社区老年人需求评估结果显示，常见的健康问题按患病率高低排序为：超重和肥胖、高血压、骨骼与关节疾病、糖尿病、慢性支气管炎。按照重要性、可干预性和效益性的原则，确定需优先解决的健康问题是：

A. 超重、肥胖与高血压
B. 超重、肥胖与糖尿病
C. 高血压与糖尿病
D. 高血压与骨骼、关节疾病
E. 高血压与慢性支气管炎

6. 下列哪种方法不是确定社区优先问题的常用方法：

A. 心理评估技术
B. 选题小组访谈法
C. 流行病学方法
D. 卫生统计学方法
E. 人口统计学方法

7. 下列哪项不属于社区干预计划的短期目标：

A. 健康知识的知晓率提高20%
B. 糖尿病患者糖化血红蛋白的控制率提高30%
C. 参与COPC活动的人数提高10%
D. 高血压并发症的发生率降低5%
E. 纳入糖尿病病例管理的人数提高15%

8. 下列哪项不是确定社区需优先解决卫生问题的原则：

A. 普遍性
B. 严重性
C. 治疗费用高，预防控制成本低
D. 具有有效而简便的预防控制方法
E. 综合性

9. 实施COPC的目的主要在于：

A. 社区诊断
B. 社区动员
C. 社区干预
D. 社区参与
E. 明确社区及人群的特征

10. COPC提供群体服务的常用技术不包括：

A. 社区需求评估技术
B. 健康促进技术
C. 临床诊断
D. 人口统计技术
E. 管理技术

11. 社区诊断的主要内容有：

A. 社会学与流行病学诊断
B. 行为与环境诊断
C. 教育与组织诊断
D. 管理与政策诊断
E. 以上都是

12. 社区资源是指：

A. 组织机构资源
B. 人力资源
C. 物质资源
D. 社区动员的潜力
E. 以上都是

13. 全科医学“以社区为范围的健康照顾”必须做到以下哪项：

A. 在社区服务机构内设立诊室
B. 以一定的人群健康需求为基础，提供个体和群体相结合的服务
C. 将全体居民健康状况一一录入电脑

D. 组成医 - 护 - 公卫团队，每日巡回于居民区

E. 对辖区内全体居民进行健康登记

14. 社区卫生服务的主要特点是以下哪项：

A. 有效、经济、方便、综合、连续的基层卫生服务

B. 能满足社区内所有人群卫生需要的基本卫生服务

C. 有效地、经济地、方便地满足所有人群需要的卫生服务

D. 初级卫生服务

E. 小伤小病治疗和家庭服务

15. 关于社区结构要素的介绍，哪项是错误的：

A. 生活方式和认同意识　　B. 特定的文化背景

C. 必需的生活服务设施　　D. 一定的地域范围

E. 相对不固定的人群

16. 关于社区的定义，以下说法错误的是：

A. 有相应的管理机构　　B. 有一定数量的人群

C. 生活方式和文化背景完全不同　　D. 有一定的地域

E. 有一定的生活服务设施

17. 社区卫生服务计划的主要内容不包括：

A. 质量控制设施　　B. 时间安排和经费预算

C. 服务对象的人数　　D. 活动地点和指标

E. 本活动的长期健康效益

18. 关于社区诊断手段，以下说法正确的是：

A. 患者的体格检查

B. 实验室检查

C. 运动社会经济学的研究方法

D. 运用社会学、人类学和流行病学的研究方法

E. 患者病史的收集

19. 在确定社区优先解决的卫生问题时，主要考虑的方面是：

A. 紧迫性　　B. 可干预性

C. 严重性　　D. 问题的普遍性

E. 以上均是

20. 社区诊断中收集资料的方法不包括：

A. 问卷调查法　　B. 案例研究法

C. 报刊剪辑法　　D. 访谈法

E. 观察法

21. 面对一系列的社区健康问题，以下哪项不是确定优先解决问题的原则：

A. 解决的可行性　　B. 问题的综合性

C. 问题的普遍性　　D. 问题的严重性

E. 符合成本效益

22. 社区诊断可达到的目标不包括：

A. 确定全面建设社区卫生资源的详细计划

B. 获取有关组织机构的支持
C. 明确目标人群的有关特征
D. 明确社区主要卫生问题的范围与程度
E. 明确社区主要的卫生问题

23. 社区诊断的基础是以下哪项：
A. 初步的研究结果
B. 决定解决的问题
C. 问题分析
D. 社区机构的定性考察
E. 收集资料

24. 社区诊断的常用定性研究方法是以下哪项：
A. 选题小组讨论
B. 专题小组讨论
C. 个人深入访谈
D. 观察法
E. 以上均是

25. 以社区为范围的健康照顾必须做到以下哪项：
A. 总管全区事务
B. 成立医 - 护 - 公卫团队，每日巡回于辖区
C. 以社区人群健康需求为基础，提供个体和群体相结合的服务
D. 对辖区全体居民进行健康登记
E. 设立社区卫生服务机构

26. 以下哪项不是社区卫生服务的特点：
A. 是在政府领导、社区参与、上级卫生机构指导下，以全科医生为骨干，合理使用社区资源的基层卫生服务
B. 服务对象是弱势群体
C. 服务场所必须在社区，且目标必须以社区居民需求为导向
D. 服务内容集防、治、保、康、教、计划生育为一体的全方位服务
E. 服务必须是居民在经济上能够承担，且便于接受的

27. 以下哪项不是社区导向的基层医疗（COPC）需包含的基本要素：
A. 一个确定社区主要健康问题的过程
B. 一个解决社区主要健康问题的过程
C. 一个基层医疗单位
D. 一个特定的人群
E. 全科医生

以下提供若干组考题，每组考题共同在考题前列出 A、B、C、D、E 五个备选答案。请从中选择一个与考题关系最密切的答案，并在答题卡上将相应题号的相应字母所属的方框涂黑。每个备选答案可能被选择一次、多次或不被选择。

B 型题

（28～32 题共用备选答案）

A. 对社区内每一个居民建立健康档案，掌握个人的健康及基本情况，采取有效的预防保健和疾病治疗措施，建立社区内健康问题收集的正式渠道和评价系统，具备解决问题的能力和协调管理社区资源的能力

B. 对所在社区的健康有进一步的了解，有间接调查得到的二手资料，具备计划和评价的能力

C. 通过社区调查或建立的档案资料能掌握所辖社区 90% 以上居民的健康状况，针对社区内的健康问题采取对策，但缺乏有效的预防策略

D. 对所在社区的健康有所了解，缺乏社区内个人的资料，根据医生本人的主观印象来确定问题的优先顺序及解决方案

E. 无社区的概念，不了解所在社区的健康问题，只对就医的患者提供非连续性的照顾

28. 在 COPC 中，0 级指
29. 在 COPC 中，1 级指
30. 在 COPC 中，2 级指
31. 在 COPC 中，3 级指
32. 在 COPC 中，4 级指

（二）思考题

1. 什么是社区？其基本要素有哪些？请简述社区的类型。
2. 简述社区与健康的关系。
3. 什么是社区诊断？与临床诊断有何不同？
4. 社区诊断的内容和方法有哪些？
5. 简述社区诊断的程序与步骤。
6. 社区卫生服务的内容有哪些？
7. 什么是 COPC？其基本要素有哪些？
8. 画图叙述 COPC 的实施过程。
9. 试述在 COPC 中作为全科医生的角色如何开展工作。

（梁龙彦）

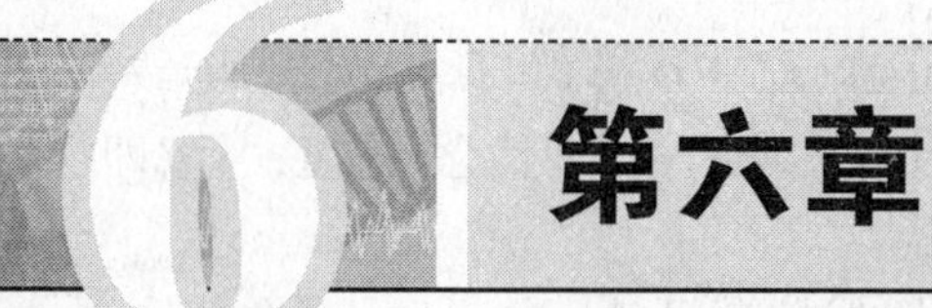

第六章

以预防为先导的健康照顾

一、学习要点

“以预防为先导的健康照顾”是全科医疗的基本特征之一，全科医生的日常诊疗工作应体现“预防为主”的工作特点和态度，坚决贯彻“三级预防”的工作方针。

根据疾病自然史的过程，将预防工作分为三个阶段，采用不同的预防措施，以阻止疾病的发生、发展和恶化的策略，称为疾病的三级预防策略。一级预防即病因预防，是针对疾病“易感期”而采取的预防措施；二级预防又称临床前期预防，是在疾病的发病早期或临床前期做到早发现、早诊断、早治疗，防止或缓减疾病的发展；三级预防是对已出现疾病的患者，给予积极的治疗、康复乃至终末期照顾，防止疾病恶化，改善患者的生活质量，防止死亡和残疾。

全科医生在提供预防医学服务时的优势体现在以下几个方面： ①服务地域上的优势；②专业水平上的优势；③服务过程上的优势；④经济上的优势；⑤医患关系上的优势；⑥服务时间上的优势。

以预防为先导的健康照顾的实施原则：①较为全面地了解患者个体和社区人群的健康状况；②综合考虑危险因素在人群中的流行情况；③遵循个体化原则；④根据患者和人群的具体情况，结合循证医学的最新成果，有针对性地选择预防服务的方法；⑤社区中多种疾病需要预防时，应遵循循序优先的原则；⑥考虑预防服务的成本效益；⑦在社区中进行疾病筛检时，应遵循筛检的基本原则；⑧遵循医学伦理学的知情同意和自主选择的原则。

社区卫生服务机构的疾病预防控制工作职责和任务主要包括：卫生信息管理、健康教育、传染病防治、慢性非传染病防治、精神卫生、妇女保健、儿童保健、老年保健、社区康复、计划生育技术服务、突发性公共卫生事件和其他公共卫生服务等12类。

个体 - 群体相结合的疾病预防与控制是以预防为先导的健康照顾的主要内容之一。全科医生在慢性病的防治中主要负责社区病例综合管理并结合服务对象的不同特征展开慢性病的预防和筛查，采取各种预防措施，实施个体 - 群体相结合的疾病预防与控制。对社区一般人群管理的主要任务是开展一级、二级预防服务。对具体病例管理的任务主要是：早期发现危重病人尤其是并发症患者；对危重患者早期进行适当的处理和及时转诊；患者的随访和健康教育。

健康教育是指通过有组织、有计划的社会和教育活动，以促进人们自觉地采纳有益于健康的行为和生活方式，消除或减轻影响健康的危险因素，预防疾病、促进健康和提高生活质量。健康促进是使人们提高、维护和改善自身健康的过程，是协调人类与环境的战略，它规定了个人与社会对健康各自所负的责任。

健康教育和健康促进的模式：① PRECEDE 和 PROCEED 模式，具体包括诊断或需求评估阶段和执行阶段。②知 - 信 - 行模式，“知”即知道、了解；“信”即信念、态度；“行”即行动、行为。③健康信念模式。

社区居民的自我保健是指个体发挥能动作用，保护自己健康的活动，是个体决定自己健康权利与义务的体现。其基本方法是：①生理调节；②心理调节；③行为矫正；④自我诊断；⑤自我治疗；⑥自我预防。搞好自我保健的关键在于：一是提高自我保健技能；二是传播自我保健信息；三是积极主动地组织开展社区自我保健活动。

临床预防服务是指在临床条件下，由全科医生或社区卫生服务工作者向患者、健康人、无症状者提供的预防保健服务。它适宜于临床的环境，以医生为主体，强调社会、家庭、患者共同参与，是一种个体化的、防治结合的预防保健服务。

临床预防服务的意义在于：① 提供临床预防医学服务，有利于贯彻落实国家预防为主的卫生工作方针和政策，有利于推动全民族健康促进工作；②对人群进行健康教育、疾病筛检和早期诊断，并给予及时的治疗和适时保健，既可以预防疾病，又可以显著地改善患者的生命质量，延长其寿命；③预防接种和综合防治不仅对急、慢性传染病有效，而且还对慢性非传染性疾病有着良好的预防效果；④强调和实施临床预防服务，可以提升临床医生的预防意识，通过采取早期预防措施，对阻止疾病的发生和发展有着积极意义；⑤全科医疗和社区卫生服务将治疗和预防紧密结合，有助于改善医患关系，有利于促进社区预防保健计划的实施。

临床预防服务的内容主要包括健康咨询、病人教育、免疫接种、疾病筛检、化学预防、生长发育评价、健康危险因素评估等。健康咨询和病人教育可帮助个人和群体掌握卫生保健知识，树立健康观念，自愿采纳有利于健康的行为和生活方式。免疫接种是公认的最有效、最可行、特异性强的一级预防措施，具有经济、方便、有效的特点。疾病筛检是应用快速、简便的检验、检查或其他手段，对未识别的疾病或缺陷做出推断性鉴定，从外表看似健康者中查出可能患某病者。筛检试验不是诊断，筛检实施前和实施过程中应充分考虑和遵循筛检原则。化学预防是指对无症状的人使用药物、营养素、生物制剂或其他天然物质作为一、二级预防的主要措施，以提高人群抵抗疾病的能力，预防某些疾病。

二、实训指导

实训七　个体 - 群体相结合的疾病预防与控制

——健康教育

（一）实训目的

1. 掌握群体健康教育计划的设计原则、步骤、实施与评价方法。
2. 熟悉患者个体健康教育的方法、技巧，熟悉患者个体健康教育效果的评估方法。
3. 了解群体健康教育的方式与步骤。

（二）实训内容

某一选定社区（可为某学校、居民区等）。

（三）实训内容

1. 背景资料的阅读和分析。
2. 小组讨论，制订健康教育计划。

3. 组织并实施健康教育，评价其效果。

(四) 实训形式

学生分小组收集个体患者和群体健康教育的背景资料，根据其资料拟定健康教育计划、实施方案、目标及效果评价手段。

(五) 实训步骤

1. 学生分若干小组，每组选定组长。
2. 收集相关个体和群体健康教育的背景资料，分析并提出优先可干预的问题。
3. 制订健康教育计划、措施、目标及效果评价手段。
4. 小组实训结束时，各组派代表进行 10 分钟患者教育（角色扮演）和群体健康教育实施的观摩，教师予以指导并进行现场点评和总结。

(六) 实训要求

1. 每组交一份患者和群体健康教育计划。
2. 讨论以下内容：

(1) 社区群体健康教育的主要环节有哪些？患者个体健康教育的主要技巧是什么？

(2) 你认为健康教育的实施有效果吗？为什么？如何评价？

(七) 参考学时

2 学时。

具体病例讨论：可以选择社区中人群多发病，如高血压、糖尿病等，或对学校中学生群体的近视、龋齿等病例进行讨论。

三、习题集

(一) 选择题

A1 型题

1. 下列不属于一级预防工作的有：

A. 高危人群保护　　B. 接种卡介苗
C. 戒烟的健康教育　　D. 鼓励社区居民平衡膳食
E. 病例发现

2. 缺血性卒中患者服用小剂量的阿司匹林，此方法属于：

A. 化学预防　　B. 临床早期预防
C. 临床期预防　　D. 免疫预防
E. 机会性筛检

3. 对临床预防描述不正确的是：

A. 以临床医务工作者为主体　　B. 其对象是患者群体
C. 其主要对象是健康者和无症状者　　D. 强调社区、家庭、病人共同参与
E. 旨在早期发现和治疗疾病

4. 临床预防方法不包括：

A. 健康教育　　B. 筛检　　C. 免疫预防
D. 化学预防　　E. 临床治疗

5. 关于筛检描述错误的是：

A. 早期发现病人　　B. 及时发现高危人群

C. 对象是患病人群
D. 可为研究疾病自然史提供依据
E. 为流行病学监测提供参考资料

6. 关于周期性健康检查描述不正确的是：
A. 利于早期发现疾病
B. 针对性强
C. 检查计划表中的内容不因人的性别和年龄而异
D. 有利于合理利用卫生资源
E. 检查项目和时间间隔都预先经过科学评价

7. 社区筛检项目的选择条件不包括：
A. 所查疾病或健康问题必须是社区中的重大卫生问题
B. 对检查出来的问题有有效的治疗方法
C. 所检查的疾病有较长的潜伏期
D. 高危个体是周期性健康检查的唯一对象
E. 设立检查项目时考虑成本效益

8. 化学预防的目的在于：
A. 筛检特定危险因素
B. 对现患疾病进行积极的治疗
C. 增强体质，抵抗疾病
D. 通过长期的药物治疗预防疾病进展
E. 早期发现疾病

9. 有关筛检和周期性健康检查的描述，错误的是：
A. 主要针对社区的慢性病人群
B. 筛检是从无症状者中查出某病的患者
C. 周期性健康检查是终身健康检查计划
D. 周期性健康检查是多项筛检表的整合
E. 周期性健康检查更具备系统性和针对性

A2 型题

1. 全科医生的临床预防服务主要体现在：
A. 对饮食行业进行食品卫生检查
B. 对个体病人提供周期性健康检查
C. 在接诊中对病人提供有针对性的教育咨询
D. 为居民家庭提供清洁咨询服务
E. 为适宜对象提供免疫接种

2. 一级预防的措施是：
A. 全国性的预防策略制定
B. 健康促进
C. 卫生立法
D. 乳腺自查
E. 儿童免疫接种

3. 二级预防的措施包括：
A. 周期性健康检查
B. 社区筛检
C. 高危人群检查
D. 病例发现
E. 康复治疗

4. 对健康教育与健康促进描述正确的是：

A. 健康促进必须以健康教育为前提
B. 健康促进可由医生和病人共同完成
C. 健康促进是个人、社区和国家共同采取的措施
D. 健康教育与健康促进是一级预防的首要措施
E. 健康教育是通过教育改变不良行为，促进健康的科学

5. 病人教育的内容包括：
A. 健康问题的性质及其发展规律　B. 健康行为及其改善的策略
C. 相关疾病的预防、治疗和康复　D. 药物治疗的有关知识
E. 人生观的教育

6. 可作为评价筛检结果真实性的指标有：
A. 真阳性率　B. 真阴性率
C. 漏诊率　D. 误诊率
E. 结果的可重复性

7. 全科医生为患者个体提供的预防性服务包括：
A. 病人教育与咨询　B. 筛检
C. 免疫接种　D. 化学预防
E. 家庭功能评估

（二）思考题

1. 全科医学、全科医生、全科医疗的概念是什么？预防医学的三级预防策略是什么？

2. 谈谈全科医师在实施临床预防服务中的优势。

3. 试述临床预防服务的概念、特点及主要的内容和方法，分析现阶段各级卫生服务中推行临床预防服务的意义。

4. 分析高血压病的社区综合防治措施。

（薛志林）

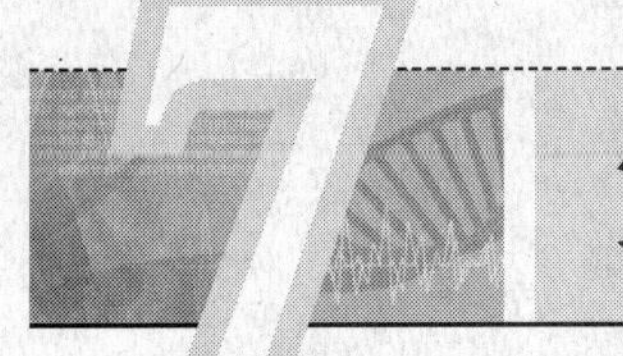

第七章

健康档案的建立与管理

一、学习要点

居民健康档案是记录有关居民健康状况及与之密切相关的影响因素情况的医疗文件或资料库，包括个人健康问题记录、健康检查记录、各年龄阶段的保健记录、患者个人和家庭一般情况记录及疾病影响因素情况等。

建立健康档案的目的与意义在于：可以践行全科医疗服务模式；可以作为政府和医疗管理机构收集基层医疗信息的重要渠道；可以作为教学与科研的重要资源；可以作为评价全科医疗、社区卫生服务质量和医疗技术水平的工具；可以作为处理法律纠纷的重要凭证；可以为预防医学的实施提供资料。

建立健康档案时应遵循的原则主要有：逐步完善的原则；资料收集前瞻性原则；基本项目动态性原则；客观性和准确性原则；保密性原则。

社区居民健康档案在内容上包括三部分，即个人健康档案、家庭健康档案和社区健康档案。

个人健康档案主要内容包括：居民个人的基本资料、健康问题目录、病情流程表、问题描述及进展记录、周期性健康检查、转会诊和住院记录、预防性记录、慢性病病人随访记录、化验及辅助检查记录等。

个人健康档案的记录方式有两种：一是以问题为导向的健康问题记录（POMR），一般包括患者的基本资料、问题目录、问题描述、病程流程表、实验室检查及辅助检查、转会诊记录等。二是以预防为导向的记录（POHR），包括全科医生常用的预防医学服务方式，如周期性健康检查、免疫接种、儿童生长与发育评价、患者教育、危险因素筛查及评价等。

个人健康档案中的问题目录一般按照问题的性质，分为主要问题目录、暂时性问题目录和长期用药清单。主要问题目录中所记录的问题一般指过去影响了、现在正在影响或将来还会影响个人健康的异常情况。内容包括已明确诊断的慢性生理或心理疾患、手术、社会或家庭问题、行为问题、异常的体征或化验检查结果、难以解释的症状或反常态度、健康危险因素或常见，但医生认为较为重要的问题等。暂时性问题目录一般指急性或短期、一次性或自限性问题。长期用药清单在健康档案中以表格的形式，按健康问题 / 疾病发生的先后顺序，记录患者长期使用的药物名称、用量和时间等，如激素类药物、抗高血压药、抗惊厥药等药物的使用等。问题描述又称为接诊记录，是指将问题目录里所列的问题或新接诊的问题，依问题的编号采用 SOAP 的形式逐一进行描述。SOAP 中的四个字母分别代表不同的含义，具体叙述如下：

S 代表主观资料（subjective data），是由就医者或其陪伴者所提供的主诉、症状以及患者对不适的主观感觉、疾病史等。

O代表客观资料（objective data），是医生在诊疗过程中用各种方法所获得的病人的真实资料，包括体格检查、实验室及其他辅助检查、心理行为测量结果以及医生观察到的患者的态度、行为等。

A代表对健康问题的评估（assessment），评估是问题描述中最重要的一部分。一个完整的评估应包括诊断、鉴别、问题的轻重程度及预后等。

P代表对患者健康问题的处理计划（plan），处理计划是针对问题而提出的，体现以人为中心、预防为先导以及生物-心理-社会医学模式的全方位考虑，而不仅限于开出药方。计划内容一般应包括诊断计划、治疗策略（包括用药和治疗方案）、患者健康指导计划等。

家庭健康档案的主要内容包括：家庭基本资料、家系图、家庭评估资料、家庭主要问题目录、问题描述和家庭各成员的个人健康记录等。

家系图的绘制一般应包含三代人，长辈在上，晚辈在下；同辈中，长者在左，幼者在右；夫妻中，男在左，女在右。家系图的绘制可以从最年轻的一代开始，也可以从中间开始，一般是从家庭中首次就诊的患者这一代开始，向上下延伸。在代表每个人的符号旁边，可再标上成员的出生年月日、重大生活事件及其发生的时间、遗传病、慢性病等。绘制家系图可一次完成，也可在照顾患者的过程中逐渐完成。家庭评估资料包括家庭结构、家庭生活周期、家庭功能、家庭内外资源、家庭压力和家庭危机等。

较完整的社区健康档案一般包括：社区基本资料、社区卫生服务资源、社区卫生服务状况、社区居民健康状况等项内容。

健康档案的建档对象：辖区内常住居民，居住半年以上的户籍及非户籍居民；重点人群，如0～6岁儿童、孕产妇、老年人、慢性病患者、重症精神病患者等。

健康档案的建档原则主要是遵循居民自愿与政策导向相结合的原则。

健康档案的建档方式：主要采用为就诊居民建档；入户服务（调查）建档；疾病筛查、健康体检等方式。

健康档案的建档流程：详见主教材健康档案建档流程图。

健康档案的归档：医务人员将填写的健康档案相关记录表单进行整理，检查记录内容是否齐全完整、真实准确、书写是否规范、基础内容有无缺失；将各类检查报告单据和转、会诊的相关记录粘贴留存，装入居民健康档案袋统一存放；完成归档。

健康档案的保管：全科医疗和社区卫生服务机构中要设置必需的档案设施与设备；为居民健康档案进行统一编码；全科医疗健康档案由专（兼）职人员负责管理工作。社区健康档案一般需要每年添补或更新一次。

健康档案在全科医疗和社区卫生服务中的使用：已建档居民复诊时，应持居民健康档案信息卡，在调取其健康档案后，由接诊医生根据复诊情况，及时更新、补充相应的记录内容；入户开展全科医疗服务时，应事先查阅服务对象的健康档案并携带相应表单，在服务过程中记录、补充相应的内容；对于需要转诊、会诊的服务对象，由接诊医生填写转诊、会诊记录，提供有关数据资料，转诊、会诊结束后，及时补充相关的内容并归档；所有的服务记录均由责任医务人员或档案管理人员统一汇总，及时归档。

电子化健康档案的特点与功能：电子化健康档案的特点是操作快捷、效率高，节约了人力、物力、财力和时间；资料存取、查阅均较方便，可以随时按使用者的需要调取和呈现资料；实现信息传输与共享，方便多个用户查阅资料；利用计算机软件进行数据统计与分析，便捷、准确；借助计算机网络，开展远程会诊和干预；利用计算机的计算与查询功能，追踪提示与疾病管理等。

二、实训指导

实训八　个人健康档案的建立

（一）实训目的

1．掌握个人健康档案和家庭档案的组成内容。

2．熟悉电子健康档案及基于健康档案的区域卫生信息系统。

3．了解建立社区健康档案的意义、社区健康档案的组成内容。

4．能用正确的记录格式，建立个人健康档案和家庭健康档案；能有效地使用计算机及互联网管理社区居民健康档案；能与社区居民和家庭进行良好的沟通。

（二）实训地点

某市区（县）某街道（路）某社区。

（三）实训内容

1．建立一份个人健康档案。

2．了解社区居民健康信息管理系统的组成与运作。

（四）实训形式

1．在社区卫生服务机构接诊患者或家庭出诊，或者以自身为例建立健康档案。

2．参观社区卫生服务机构的居民健康档案管理系统。

（五）实训步骤

1．准备阶段：从社区居民中随机抽取一户家庭，查阅户主姓名及联系方式，预约联系对象，说明来意，确认是否愿意接受访问等。

2．信息收集：在社区卫生服务机构的全科诊室内或到达访视家庭，收集并记录家庭成员的基本情况、健康状况、疾病史、生活方式等。条件有限的可以以学生自身为例建立健康档案。

3．总结并建立个人健康档案。

（六）实训要求

1．请根据提供的案例资料填写一份个人健康档案（详见主教材全科医疗健康档案中个人和家庭健康档案格式），具体要求：

（1）提出3个主要问题，1个暂时性问题。

（2）用SOAP方式描述其中一个主要问题，填写主要的病情流程表。

（3）针对某病例设计一份周期性健康检查计划表。

2．讨论以下内容：

（1）全科医疗中个人健康问题记录多采取以问题为中心的医疗记录方式。问题描述将问题表中的每一个问题依序号逐一以“S-O-A-P”的形式进行描述，在进行S-O-A-P记录时应该注意什么？个人健康问题记录与目前使用的医院住院病历有何异同？

（2）根据本次实习情况，你觉得在建立健康档案时需要注意哪些问题？运用计算机系统管理居民健康档案有何利弊？

（七）参考学时

1～2学时。

以下是两个具体案例：

案例1：石××，女，64岁，下岗工人，汉族，初中文化，家境贫寒，出生于重庆市××区，现居住于重庆市××区××小区××号（社区号为×××-××），邮编××××××，家庭电话66××××××，身份证号：5112021939××××××××，医保账号：07176××××××，于1999年4月2日建档。

主诉：消瘦、手抖两年。

现病史：因消瘦、手抖两年，四处求医，未明确诊断。于1999年4月2日来社区卫生服务站就诊。两年来，患者体重减轻10kg，手抖明显，怕热、汗多，睡眠差，做梦多。

既往史：10余岁时曾患肺结核，抗结核治疗1年半后痊愈。无药物过敏史。

个人史：O型血，无过敏史，与丈夫一起生活，育有2男2女，子女均已结婚单独居住。无重要疾病史，无残疾。未进行计划免疫。月经史：14/5-7/28-30/48，30岁时放环，人流3次，无引产。其丈夫65岁，火车司机，已退休5年。其丈夫患高血压30多年，多次因高血压性心脏病、心力衰竭住院治疗，目前口服降压药控制血压。石××行为习惯：不吸烟、不饮酒、喜食甜食，晚睡早醒，多梦，3年来每天坚持跳1小时老年健身操。

家族史：父母已故，死因不详；哥哥曾患甲亢，已治愈。

体格检查：体温37℃，呼吸24次/分，脉搏100次/分，血压140/70mmHg。身高153cm，体重40kg。健谈、消瘦、皮肤湿润，黑眼圈，双眼球不突。颈部正常，甲状腺不大，胸部叩诊及听诊阴性。心率100次/分，节律整齐，无杂音。双手平举颤抖厉害。双下肢胫前水肿。

辅助检查：T3 4.94ng/ml，T4 190.2ng/ml，TSH 0.02mIU/ml，WBC 4.3×10^9/L，心电图示左心室高电压。

治疗情况：口服丙硫氧嘧啶50mg tid，一个月后复查。

4月29日体重增加1kg，WBC 8.5×10^9/L。

5月18日T3 3.07ng/ml，T4 223.0ng/ml，TSH 0.00mIU/ml。

7月20日手抖减轻，体重增加10kg，WBC 4.9×10^6/L。

9月2日手抖消失，T3 1.48ng/ml，T4 72.2ng/ml，TSH 0.09mIU/ml，丙硫氧嘧啶50mg bid。

案例2：马××，女，62岁，退休工人，文盲，汉族，出生于四川省××州××市，现居住在重庆市××区××小区××号（社区号×××-××），邮编××××××，家庭电话68××××××，身份证号：5112021941××××××××，医保账号0717×××××××，于2003年1月19日建档。

主诉：头昏、乏力8年，加重伴纳差半个月。

现病史：因头昏、耳鸣、乏力、视物模糊8年，上楼感到累有5年多了，加重伴纳差半个月，于2003年1月18日来社区卫生服务站就诊。该患者自30岁起患高血压病，降压药时服时停，多次发生短暂性眩晕，因血压高并发眼底出血多次在某医院住院治疗，血压均未降至理想水平，波动在170～220/60～80mmHg。嘱服硝苯地平缓释片20mg bid。

既往史：患者50岁时患糖尿病，嘱口服格列本脲12.5mg bid，加饮食控制。曾服二甲双胍出现全身瘙痒。

个人史：A型血，无过敏史，未进行计划免疫，55岁从钳工岗位退休。现与儿子、孙子一起生活，以前常因与儿媳关系不好而生气，经济上又要负担儿子一家三口，感到生活压力大，不愉快，一年前儿子与儿媳离婚。月经史：12/5-7/28-30/45，22 岁时放环，人流 5 次，无引产。行为习惯：不吸烟，不喝酒，无特殊饮食习惯。习惯早睡、早起，未进行锻炼。

家族史：与丈夫育有 4 个孩子，3 个健在，二女一子。儿子患有胆囊结石，经常发作胆绞痛，未手术；丈夫 15 年前死于肝癌；二女儿于 12 年前在怀孕期间死于急性肝坏死。

体格检查：体温 37.5℃，脉搏 80 次 / 分，呼吸 22 次 / 分，血压 210/80mmHg。身高 155cm，体重 55kg。健谈，性情急躁，慢性病容，面色、甲床轻度苍白，双眼见角膜老年斑。颈部及甲状腺正常，胸部叩诊及听诊（−）。心率 80 次 / 分，节律整齐，各瓣膜听诊区 S2 亢进。双肾区无叩击痛。双下肢水肿（++）。随机末梢血糖 22.5mmol/L，尿糖（+++），血钾 3.1mmol/L，血钠 120mmol/L，血氯 90mmol/L，尿素氮 9.6mmol/L，肌酐 180mmol/L。

治疗情况：坚持服用降压药，严格控制饮食，并服降糖药。

观察血压及尿糖：

1 月 19 日 4:50PM　210/88mmHg，尿糖（++）
1 月 20 日 9:00AM　170/70mmHg，尿糖（++）
　　　　　5:00PM　220/80mmHg，尿糖（++）
1 月 21 日 7:05AM　230/88mmHg，尿糖（+）
　　　　　2:00PM　230/82mmHg，尿糖（+）
　　　　　4:00PM　226/80mmHg，尿糖（±）

三、习题集

（一）选择题

1. 健康档案的主要问题目录中不应记录：
   A. 慢性疾病　　B. 影响健康的重大生活事件
   C. 化验项目　　D. 长期影响健康的家庭问题
   E. 心理疾患
2. 在个人健康档案中，问题描述顺序以 SAOP 形式进行描述，其中 S 代表：
   A. 病人的主观资料　　B. 客观资料
   C. 对问题的评估　　D. 对问题的处理计划
   E. 发生日期
3. 健康档案中使用病程流程表的意义，不包括：
   A. 快速了解病人某特定健康问题的进展
   B. 节省纸张经费且有利于医患交流
   C. 对慢性疾病进行系统的管理
   D. 对医疗干预效果做出及时的评估
   E. 有助于医生积累病案管理经验
4. 不属于家庭健康档案内容的是：
   A. 家庭的基本资料
   B. 家系图
   C. 家庭评估资料
   D. 详细记录每一个成员的经济收入及来源
   E. 家庭主要问题目录

5. 了解某患者的疾病与其家庭成员之间关系的最有效方法是：
A. 绘制家系图
B. 绘制家庭社会关系图
C. 运用家庭功能评价表
D. 对家庭成员逐一进行调查
E. 向邻居了解情况

6. 下列患者中不属于健康档案管理重点对象的是：
A. 结核
B. 感冒
C. 高血压
D. 糖尿病
E. 重性精神病

7. 全科医疗健康档案的特点，不包括：
A. 连续性
B. 以现代的生物-心理-社会医学模式进行临床思维
C. 以健康问题为中心收集资料并进行诊疗
D. 健康档案记录的形成和内容与以往病历相同
E. 健康档案记录的形成和内容与以往病历有所不同

8. 在健康档案保管过程中，错误的方法是：
A. 归档保管一般以个人为单位
B. 应备有专门的档案柜
C. 注意防火、防水
D. 可放置一定的杀虫剂
E. 由专(兼)职人员负责管理工作

9. 健康档案在建立过程中应遵循的原则，不包括：
A. 一步到位的原则
B. 前瞻性和动态性原则
C. 客观性原则
D. 准确性原则
E. 保密性原则

10. 不属于个人健康档案基本内容的是：
A. 健康问题目录
B. 健康问题描述
C. 病程流程表
D. 家庭功能评估资料
E. 个人基本资料

11. 以SOAP形式进行健康问题描述时，不包括：
A. 主观资料
B. 客观资料
C. 完整的流行病学调查资料
D. 健康问题的评价
E. 健康问题处理计划

12. 不属于POMR记录方式优点的是：
A. 对问题描述简洁明了、重点突出
B. 有利于医疗质量管理和评价
C. 利于节约诊疗成本
D. 所记录资料适于医生自我学习
E. 利于电子化信息管理

13. SOAP描述中，P是指：
A. 健康检查计划
B. 健康问题的诊断计划
C. 描述诊治计划和管理的基本原则
D. 对诊治和病人管理的具体计划
E. 对健康问题的评价

14. 不属于家庭健康档案内容的是：
A. 家庭的基本资料
B. 家系图

C. 家庭评估资料

D. 详细记录每一个成员的经济收入及来源

E. 家庭主要问题目录

15. 个人健康档案的记录方式：

A. 以疾病为导向　　B. 以问题为导向

C. 以医生为导向　　D. 以病人为导向

E. 以家庭为导向

16. "以问题为导向"的个人健康档案不应包括：

A. 个人一般情况　　B. 预防性记录

C. 主要健康问题目录　　D. SOAP 形式的问题描述

E. 病程流程表

17. 家系图是：

A. 对家庭结构、遗传史及重要事件的描述

B. 对家庭功能进行描述

C. 描述家庭生活周期

D. 描述家庭资源

E. 对家庭人际关系感情的描述

18. 医生根据就诊病人的年龄、性别、职业等健康危险因子，为个体设计的健康检查计划叫作：

A. 定期体格检查　　B. 健康体格检查

C. 周期性健康检查　　D. 筛检试验

D. 就业前的体格检查

(二) 思考题

1. 居民健康包括几部分？其主要内容有哪些？

2. 居民健康档案的记录内容和方式有哪些？描述 SOAP 的含义？

3. 以问题为导向的病程记录方式的优点是什么？

(闫瑞霞)

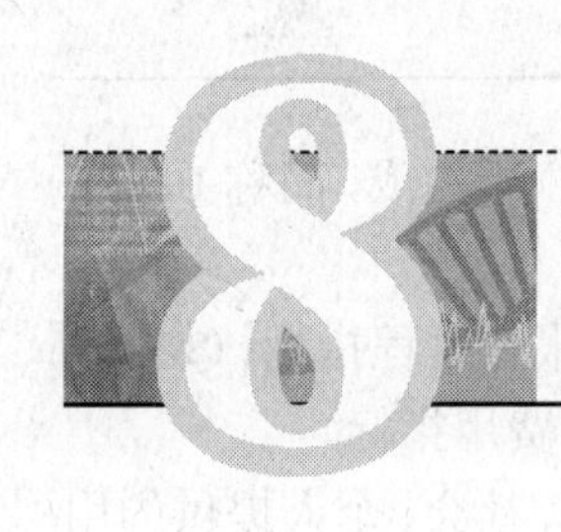

第八章

全科医疗质量与资源管理

一、学习要点

质量(quality)是指产品或服务对消费者需求与需要的满足程度。质量标准是产品生产、检验和评定产品质量的技术依据。医疗质量(medical quality)代表着医疗机构的医疗服务质量,是指医疗机构向社会提供的医疗服务效果的优劣。

全科医疗质量(quality of general practice)是指全科医生向社区居民提供的全科医疗服务效果的优劣。

全科医疗质量具有服务的综合性、影响因素的复杂性、医疗的基础性、技术的相对性、提供者及接受者的敏感性等一系列特点。

全科医疗质量的组成要素包括:全科医疗基础质量、全科医疗环节质量和全科医疗终末质量三部分。全科医疗基础质量是指形成、维持和支撑整个全科医疗质量的必备基础条件,包括人力、技术、资金、设备和设施、时间安排、制度标准等。全科医疗环节质量是指全科医生从事全科医疗活动中各个阶段、工作节点、有关步骤所表现出的服务效果,是在全科医疗活动过程中所产生的质量,包括诊断质量、治疗质量、护理质量、保健质量等。全科医疗终末质量是反映整个全科医疗活动终结后的质量,是对全科医疗服务活动效果的评价。

全科医疗的质量管理主要包括以下内容:①疾病的诊断和治疗管理;②双向转诊质量管理;③家庭病床质量管理;④健康档案质量管理;⑤社区卫生服务管理;⑥全科医疗风险管理等。

疾病的诊断和治疗质量管理内容主要包括:医疗措施是否安全;诊断是否正确及时;治疗是否合理等。

双向转诊是下级医生把不能处理的病人转到上级医生处,上级医生在诊断或处理完转诊病人后,将病人连同医嘱一起转回到下级医生处,由下级医生协助上级医生执行医嘱并反馈执行过程中遇到的问题,同时得到上级医生的指导。双向转诊应遵循的指导原则包括:患者自愿原则、分级诊治原则、就近转诊原则、针对性和有效性原则、资源共享原则、连续管理的原则等。

全科医疗质量管理的方法主要有全面质量管理方法、标准化管理方法等。

全面质量管理的原则包括:顾客至上、领导重视、全员参与、系统思维、预防为主、强化控制、持续改进和以事实为依据等多方面。而要做到真正的全面质量管理,就必须做到"三全一多",即全方位的质量管理、全过程的质量管理、全员参加的质量管理和采用多种多样的方法实施质量管理。全面质量管理的基本实施步骤构成一个封闭的循环,被称为管理循环。

这一管理循环由计划(Plan)、实施(Do)、检查(Check)和行动(Action)所构成,简称 PDCA 循环。

全科医疗质量评价指标包括:①全科医疗资源指标;②全科医疗服务过程指标;③全科医疗服务利用指标;④健康状况指标;⑤满意度指标;⑥全科医疗服务费用指标。

全科医疗资源(resource of general practice)是在一定条件下,国家、社会、个人提供的用于全科医疗服务的人力、物力、财力、技术和信息的总称。

全科医疗资源包括以下内容:全科医疗人力资源、全科医疗机构及其设置、全科医疗药品、全科医疗信息等。

全科医疗资源管理包括:①全科医疗人力资源管理;②全科医疗机构设置;③全科医疗机构药品管理;④全科医疗的信息管理;⑤全科医疗的管理制度等。

二、实训指导

实训九 全科医疗质量与资源管理

(一)实训目的

1. 掌握社区卫生服务中心全科医疗服务质量管理的内容及方法,掌握全科医疗机构选择、配备基本药物的原则。

2. 熟悉社区卫生服务中心全科医疗信息管理的基本情况。

3. 了解社区卫生服务中心全科医疗人力资源、机构设置情况及全科医疗的各种管理制度。

(二)实训地点

1. 某指定的社区卫生服务示范中心(站)。

2. 具体地点为:________市________区(县)________街(路)________社区。

(三)实训内容

1. 实践该社区卫生服务中心开展全科医疗服务质量管理的具体情况、内容及方法。

2. 参观该社区卫生服务中心全科医疗信息管理系统及社区药物药品配备情况。

3. 了解该社区卫生服务中心全科医疗人力资源、机构设置情况,学习参观全科医疗的各种管理制度。

4. 根据实际具体情况,针对某一问题制定设计一个 PDCA 管理计划方案。

(四)实训形式

学生分成若干小组,在社区服务中心内见习,由带教教师带领统一集体参观学习。结合参观学习过程中了解、收集的相关信息,讨论制定 PDCA 管理计划方案。

(五)实训步骤

1. 学生统一由社区卫生服务中心管理者(社区卫生服务中心主任或副主任)介绍本社区卫生服务中心基本人力资源、机构设置情况,开展全科医疗服务质量管理的具体情况、内容及方法等。

2. 集体参观全科医疗信息管理系统及社区药房药店,学习参观全科医疗的各种管理制度,并由教师进行介绍和讲解。

3. 学生分成若干小组,根据实际学习与参观情况,由学生提出问题,或由教师提出几个问题,在每个小组内进行讨论,并针对某一问题制定设计一个 PDCA 管理方案。

4. 实训结束前，由各小组选派代表对各自拟定的PDCA方案进行陈述，教师及其他小组成员共同对方案的正确性、可行性、完整性等多方面进行评价和讨论，并提出意见和建议。

（六）实训要求

1. 以课后作业的形式每人上交一份完整的PDCA管理方案。

2. 讨论以下内容：

（1）本社区全科医疗质量及资源管理有哪些优点和不足？

（2）全科医疗质量及资源管理方法是否也可以适用于我们的日常生活和学习等活动的管理？试举例说明。

（七）参考学时

2～4学时。

三、习题集

（一）选择题

1. 全科医疗质量的组成要素中下列哪个内容是满足质量要求的核心，是能否达到质量目标的关键：

A. 全科医疗基础质量　　B. 全科医疗环节质量
C. 全科医疗终末质量　　D. 全科医疗预期质量
E. 全科医疗总体质量

2. 全科医疗双向转诊的直接责任人是：

A. 社区全科医生　　B. 上级医院专科医生
C. 社区全科医生和上级医院专科医生　　D. 社区护士和上级医院接收护士
E. 社区主任和上级医院主管人员

3. 于1961年首先提出全面质量管理（TQC）的是：

A. 阿曼德•费根堡姆　　B. 约瑟夫•M•朱兰
C. 戴明　　D. 菲利浦•克劳士比
E. 山姆•沃尔顿

4. 全科医生转诊病人的目的不包括：

A. 确诊疾病　　B. 进一步做化验、辅助检查
C. 其他医疗机构提出的有偿要求　　D. 专科复诊、随访要求
E. 遵循上级规定

5. 全科医疗服务质量主要是评价全科医疗服务机构的：

A. 医疗服务效果　　B. 医疗服务质量
C. 医疗服务数量　　D. 医疗服务
E. 公共卫生服务

6. 全面质量管理在计划阶段不包括：

A. 分析现状　　B. 找原因
C. 人员培训　　D. 确定目标
E. 制订计划

7. 全科医疗质量标准化管理关键环节是：

A. 质量目标　　B. 质量标准

C. 质量控制　　D. 质量奖惩
E. 质量规范

8. 全面质量管理采用的 PDCA 循环不包括：
A. 计划阶段　　B. 执行阶段
C. 检查阶段　　D. 行动阶段
E. 信息反馈

9. 在全科医疗质量评价指标中下列哪项不属于全科医疗资源指标：
A. 人力指标　　B. 效率指标
C. 物力指标　　D. 财力指标
E. 时间指标

10. 根据国家卫生和计划生育委员会办公厅的最新要求，在岗尚未达到全科医生培训合格要求的临床执业（助理）医师进行全科医生培训的时间应为：
A. 不少于 3 个月　　B. 不少于 6 个月
C. 不少于 12 个月　　D. 不少于 18 个月
E. 不少于 24 个月

11. 全科医生考核应由：
A. 国家级卫生行政部门统一组织考核　　B. 省级卫生行政部门统一组织考核
C. 市级卫生行政部门统一组织考核　　D. 县级卫生行政部门统一组织考核
E. 社区卫生机构自行组织考核

12. 社区卫生服务中心的命名原则是：
A. 所在街道办事处名 + 所在区名（可选）+ 识别名（可选）+ 社区卫生服务中心
B. 识别名（可选）+ 所在区名（可选）+ 所在街道办事处名 + 社区卫生服务中心
C. 识别名（可选）+ 所在街道办事处名 + 所在区名（可选）+ 社区卫生服务中心
D. 所在区名（可选）+ 所在街道办事处名 + 识别名（可选）+ 社区卫生服务中心
E. 所在区名（可选）+ 识别名（可选）+ 所在街道办事处名 + 社区卫生服务中心

（二）思考题

1. 试述全科医疗质量的特点。
2. 什么是全面质量管理的“三全一多”？
3. 试述全科医疗质量管理主要包括哪些内容。
4. 全科医疗环节质量从诊疗程序角度出发划分为哪四个组成部分？
5. 双向转诊应遵循的指导原则是什么？
6. 全科医疗质量评价指标主要有哪些？
7. PDCA 循环实施时的八个步骤各是什么？
8. 全科医疗质量标准化管理的质量控制方法有哪些？
9. 全科医疗资源管理包括哪些内容？
10. 试述全科医疗机构设置的目标及原则。
11. 结合目前医疗环境谈谈全科医疗风险管理的重要性。
12. 试述全科医疗标准化管理的意义。

（李春龙）

练习题选择题参考答案

第一章　绪论

选择题参考答案：

1. B　2. D　3. A　4. E　5. D　6. A　7. E　8. E　9. C　10. A
11. C　12. A　13. E　14. B　15. A　16. B　17. C　18. C　19. A　20. E
21. D　22. E　23. B　24. A　25. C

第二章　以问题为导向的健康照顾

选择题参考答案：

A1 型题

1. C　2. E　3. C

A2 型题

4. C　5. D　6. D　7. C　8. D　9. A　10. D　11. C

多项选择题：

12. ABCE　13. ABCDE　14. ABCDE　15. ABCDE　16. ABD　17. BCE

第三章　以人为中心的健康照顾

选择题参考答案：

1. A　2. C　3. C　4. A　5. D　6. E　7. E　8. C　9. E　10. C

第四章　以家庭为单位的健康照顾

选择题参考答案：

1. A　2. C　3. D　4. D　5. E　6. D　7. B　8. D　9. B　10. B
11. A　12. B　13. B　14. D　15. D　16. E　17. A　18. C　19. D　20. E
21. D　22. C　23. D　24. E　25. D　26. A　27. A　28. B　29. C　30. B
31. E　32. E　33. C　34. A　35. B　36. E　37. D　38. B　39. E　40. B

第五章　以社区为范围的健康照顾

选择题参考答案：

A1 型题

1. B　2. C　3. E　4. B　5. A　6. A　7. B　8. C　9. C　10. C
11. E　12. E　13. B　14. A　15. E　16. C　17. E　18. D　19. E　20. C
21. B　22. B　23. E　24. E　25. E　26. C　27. E

B 型题

28. E　29. D　30. B　31. C　32. A

第六章　以预防为先导的健康照顾

选择题参考答案：

A1 型题

1. E　2. C　3. B　4. E　5. C　6. C　7. D　8. C　9. A

A2 型题

1. BCE　2. ABCE　3. ABCD　4. ACE　5. ACD　6. ABCD　7. ACD

第七章　健康档案的建立与管理

选择题参考答案：

1. C　2. A　3. B　4. D　5. A　6. B　7. D　8. A　9. A　10. D
11. C　12. C　13. D　14. D　15. B　16. B　17. A　18. C

第八章　全科医疗质量与资源管理

选择题参考答案：

1. B　2. C　3. A　4. C　5. B　6. C　7. C　8. E　9. B　10. C
11. B　12. D